KB058996

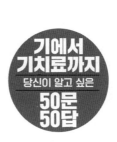

기에서
기치료까지
당신이 알고 싶은
50문
50답

기에서
기치료까지
당신이 알고 싶은
50문 50답

초판 1쇄 인쇄 _ 2021년 3월 25일
초판 1쇄 발행 _ 2021년 3월 30일

지은이 _ 김은주 · 심하성

펴낸곳 _ 바이북스
펴낸이 _ 윤옥초
책임 편집 _ 김태윤
책임 디자인 _ 이민영

ISBN _ 979-11-5877-234-5 03510

등록 _ 2005. 7. 12 | 제 313-2005-000148호

서울시 영등포구 선유로49길 23 아이에스비즈타워2차 1005호
편집 02)333-0812 | 마케팅 02)333-9918 | 팩스 02)333-9960
이메일 postmaster@bybooks.co.kr
홈페이지 www.bybooks.co.kr

책값은 뒤표지에 있습니다.
책으로 아름다운 세상을 만듭니다. — 바이북스

미래를 함께 꿈꿀 작가님의 참신한 아이디어나 원고를 기다립니다.
이메일로 접수한 원고는 검토 후 연락드리겠습니다.

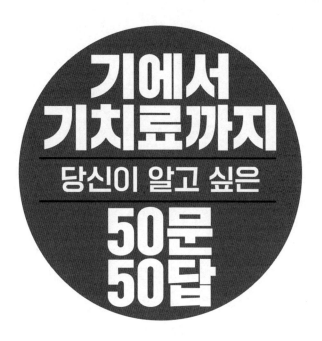

기에서
기치료까지

당신이 알고 싶은

50문
50답

김은주 · 심하성 지음

바이북스
ByBooks

"진정한 의사는 내 몸 안에 있다. 내 몸 안의 의사가 고치지 못하는 병은 어떤 명의도 고칠 수 없다." 의학의 아버지로 불리는 의성 히포크라테스의 말입니다. 맞습니다. 생명을 밝히는 방법을 아는 것은 생명 스스로입니다. 외부에서 영양을 취하여 사용하고 노폐물은 몸 밖으로 버립니다. 내 몸 바깥의 여러 자극에 대처하는 방법도 알고 있습니다. 그러다 몸에 이상이 생기면 빨리 정상으로 회복합니다. 히포크라테스의 말처럼 진정한 의사는 몸 안에 있습니다.

건강할 때는 이 시스템이 잘 작동합니다. 그러나 그렇지 못할 때가 있습니다. 영양공급이 나쁘거나 수면 부족과 같은 이유들이 방해 요소가 됩니다. 스트레스도 심각한 원인 중 하나입니다. 커다란 충격이나 지속적인 자극은 인체의 균형을 깨뜨립니다. 불균형 상태가 반복되거나 오래 지속되면 몸 안의 의사가 약해집니다. 몸 안의 의사가 제 역할을 못하면 병증들이 나타나지요. 건강과 자연 치유력의 관계는 달걀과 닭으로 비유할 수 있겠습니다.

건강한 사람과 건강하지 않은 사람은 생존 확률이 다릅니다. 똑같이 전염병의 원인에 노출되어도 결과가 다르게 나타납니다. 상한 음식을 같이 먹어도 누구는 괜찮고 누구는 고생하지요. 어떤 사람은 이로 인해 사망에 이르기도 합니다. 똑같은 치료를 받아도 어떤 사람은 완쾌하고 어떤 사람은 그렇지 않습니다. 이런 차이 역시 개인의 자연 치유력, 개인의 건강 상태에서 오는 결과입니다. 최후의 의사는 내 몸 안에 있다는 말이 맞는 셈입니다.

자연 치유력이 모든 질병에 효과가 있는 것은 아닙니다. 자연 치유력의 범위를 넘는 커다란 상처나 유전적인 문제는 예외입니다. 그러나 현재 인류의 지성이 빛을 발하고 있습니다. 발전한 현대의 의술이 많은 부분을 해결했습니다. 인류에게 새로운 가능성과 자유를 허락했습니다. 자신의 삶을 바쳐 미지의 영역을 개척해 온 수많은 과학자와 의학자들의 노력이 오늘의 성과를 이루었습니다.

현대 의학의 성과가 크고 놀랍지만 아직 완전한 해결책은 아닙니다. 나의 건강을 전부 책임지지는 못합니다. 기본은 언제나 자신의 자연 치유력입니다. 놀라운 의술의 혜택을 받아도 그것을 발현시키는 것은 나 자신의 생명력이니까요. 이것을 잊으면 인위적인 방법에만 의존하게 됩니다. 오용, 남용되는 약물들의 부작용이 또 하나의 문제가 됩니다. 기본 중에 기본인 생명력이 약하면 아무리 좋은 방법이라도 좋은 결과를 만들지 못합니다.

자신을 돌보는 것은 모든 생명의 의무입니다. 건강하게 태어났든지 약하게 태어났든지 상관없이 말입니다. 누구나 건강과 행복을 추구합니다. 저는 기와 기치료에서 그 길을 찾았습니다.

스무 살 즈음에 기공을 시작하고 30대부터 기치료를 했습니다. 우리 민족 고유의 활법에서 시작해 다양한 수기 요법을 공부했습니다. 자신을 돌보는 한편 다른 사람의 건강을 돕는 일이 행복했습니다. 강산이 두 번 바뀌는 세월동안 많은 사람들을 만났고 다양한 임상 경험을 쌓았습니다. 그런데 제가 지금 하고 싶은 말은 처음과 다르지 않습니다. "진정한 의사는 내 몸 안에 있다." 자신이 자신에게 가장 훌륭한 의사라는 히포크라테스의 말은 제 경험으로 보아도 역시 진실입니다.

여기에 한 가지 더 부연합니다. 진정한 의사는 내 몸 안에 있다고 했습니다. 그런데 자신의 몸을 제대로 아는 사람이 얼마나 될지 의문입니다. 이 책이 몸 안의 의사를 만나는 계기가 되길 바랍니다. 그리고 자신을 진정으로 사랑하는 방법, 돌보는 방법도 점검해보십시오. 이 세상에는 우리가 모르는 보물창고가 많습니다. 인간의 능력과 기공의 세계도 그 끝을 알 수 없는 보물창고입니다. 언급한 기치료 사례들은 저의 개인적인 능력이 아닙니다. 기치료의 효과입니다. 다른 기치료사들이 하고 있고 여러분들이 앞으로 할 일입니다.

　생명의 주체는 자신입니다. 누리는 사람도 나, 책임져야 하는 사람도 나입니다. 가족도 아니고 의사도 아닙니다. 매일 새로운 건강 정보가 쏟아져 나오지만 실천하지 않으면 아무 소용없습니다. 실천하십시오. 매일의 일상을 밝고 건강하게 살도록 하십시오. 방법론의 하나로 기공과 기치료를 소개했습니다. 기공으로 몸과 마음을 건강하게 단련하시기 바랍니다. 기치료는 본인뿐 아니라 이웃의 건강을 돕는 사랑의 실천입니다. 건강하고 행복하시길 바랍니다.

　　　　　　　　　　　　　　　　　　　　　　상공 심하성

목차

제2장
기공

제3장

기치료

제4장
기치료 실전

氣

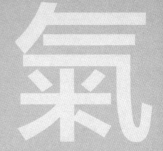

제1장

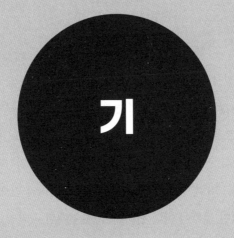

기

①

기가 진짜 있습니까?

◆

기(氣)는 '만물 또는 우주를 구성하는 기본 요소로 물질의 근원 및 본질'(《두산백과》)입니다. 동양에서는 현상계의 모든 존재와 기능의 근원을 '기'라 부르고 기의 학문을 발전시켜 왔어요. 그런데 '우주의 근본 물질과 근본 법칙'을 찾는 곳이 또 있습니다. 과학입니다. 우리 우주의 나이는 약 138억 년, 지구의 생명 역사는 약 38억 년으로 추정하는데 이것은 어떤 것들이 어떤 법칙에 따라 전개된 결과지요. 현대 과학이 찾는 이것은 동양에서 기라고 부르는 것입니다. 아직은 잘 모릅니다. 분명한 것은 우리는 그것에 의해, 그 법칙 속에서 살고 있다는 것이죠. 기는 확실히 존재하는, 존재할 수밖에 없는 그 무엇입니다.

우리는 매일 기와 함께 살아요

"하늘 기운이 무겁더니 비가 오기 시작하네요. 갑자기 활기가 넘쳐

납니다. 봄날의 조용한 소동이에요. 메말랐던 텃밭에 생기가 돌고 봄의 향기는 마음을 간지럽힙니다. 비는 모든 생명에게 축복이죠. 정말 기분이 좋습니다. 하지만 비 때문에 밖에 못 나가는 강아지는 기색이 안 좋아요. 그 모습에 제 심기도 불편해지네요. 오늘은 집 안에서 많이 놀아주고 간식도 듬뿍 줘야겠어요."

비 오는 날 아침 풍경입니다. 짧은 글 안에 기가 포함된 단어가 7개나 있네요.

기분이 좋다 나쁘다, 기품이 있다 없다, 기운이 세다 약하다, 기절하다, 기진맥진하다, 기가 차다, 기가 샌다, 기승부리다, 기고만장하다, 근기가 있다 없다, 기가 막히다, 오기 부리다, 기골이 장대하다, 기감이 좋다 나쁘다, 기백이 넘치다, 기염을 토하다, 독기가 있다, 생기 있다, 무기력하다, 감기 걸리다, 향기가 좋다, 의기양양하다, 활기차다, 경기가 좋다 나쁘다, 기를 쓰다, 기가 살다 죽다, 기가 질리다……

이것만 봐도 일상생활에서 차지하는 기의 비중을 알 수 있습니다. 혹시 '氣 UP!'이란 광고를 보신 적이 있나요? 오래전에 대형 빌딩의 옥외 광고판을 보고 그 아이디어에 감탄했던 적이 있는데요. 광고주 이름과 기운이 넘치는 느낌이 하나로 연상되더군요. 금융은 문명 시대의 꽃이잖아요. 그런 금융권에서 한글과 한문, 영어를 섞어서 이런 기발한 광고문을 만들었습니다. 얼마 전엔 '코로나19'를 극복하자는 TV 방송에서 '氣 UP'을 또 보았습니다. 기공사라서 기 글자가 반가운가 봅니다. 기(氣)라고 하면 길에서 간혹 듣는 말을 연상하는 분도 있을 거예요. "도를 아십니까~?" 유명한 문장이죠.

일상생활에서 다양하고 친숙하게 사용 중인 '기'입니다. 그런데 아리송한 의문을 떨칠 수가 없어요. "기가……진짜……있습니까……?" 그러게요……진짜 기가 있나요? 기는 무협지의 이야기 아닌가요? 장풍으로 나무나 사람을 쓰러뜨리는 그런 거 말예요. 우리는 매일 기라는 단어를 사용해요. 대한민국에서 기를 모르는 사람은 없어요. 어린아이 빼고요. 그런데 조금 진지하게 기를 말하면 갑자기 이상한 사람이 되어버립니다. 기는 정말 묘하고 묘한 단어입니다.

기를 이해하기 어려운 이유

- 만물 또는 우주를 구성하는 기본 요소로 물질의 근원 및 본질 《두산백과》
- 기운 기(气)와 쌀 미(米). 밥을 지을 때 증기가 증발하는 것을 뜻함. 기운 호흡 날씨 운기 용기 현상 절기 심기 의사 품성 감정 《활용대옥편》, 혜원출판사
- 활동하는 힘, 숨 쉴 때 나오는 기운 《표준국어대사전》
- 생태계 일반을 관통하는 우주적 생명력을 가리키는 종교용어

기에 대한 사전적 정의입니다. 일본의 기학자 마루야마 도시야끼 선생은 "현상계에 있는 모든 존재 또는 기능의 근원이다"라고 정의했어요. 방건웅 박사는 그의 저서 《기가 세상을 움직인다》에서 "겉으로 드러나는 온갖 변화 현상뿐만 아니라 만물도 기의 현상으로 드러나는 것

이므로 만물은 기 덩어리라 할 수 있다. 눈에 보이는 모든 것들이 기 덩어리이다"고 말하죠. 우리 몸도 기, 해도 달도 기, 자연의 움직임도 기랍니다. 몸뿐만 아니라 웃고 우는 마음도 기의 작용이래요. 단어의 사용 범위가 너무 넓어서 기가 뭔지 더 알 수가 없습니다.

동양은 오래전부터 기를 연구했습니다. 기(氣)가 '현상계 모든 존재와 기능의 근원'임을 알았죠. 그리고 기를 의학, 과학, 건축, 예술, 철학 각 방면으로 발전시켰어요. 동양학은 기의 철학이고 기의 과학이며 기 의학, 기 문화입니다. 기를 느꼈고 일상생활에 적용했으며 정신세계를 넓혀 갔어요. 하지만 지금과 같은 과학적 방법으로 한 것은 아니에요. 근본 물질을 찾기 위해 실험실에서 물질을 잘게 나누지는 않았습니다. 당시로선 그런 기술도 없었습니다만······.

역사의 흐름 속에 많은 것이 바뀌었고 지금은 지구촌 시대예요. 세계적으로 교육과 지식이 공유되고 있어요. 또한 과학이 선도하는 시대입니다. 과학의 힘 덕분에 가장 작은 세계부터 멀고 먼 우주까지 앎의 영역이 확장되었죠. 우리는 과학의 언어에 익숙해요. 과학으로 설명하지 못하는 것은 신뢰하지 않습니다. 가치도 없습니다. 우리는 그 어느 시대보다 똑똑하고 뛰어난 현대인이에요. 두리뭉실하게 설명하는 기의 이야기를 안 듣는 건 너무 당연합니다.

과학이 찾고 있는 '만물 또는 우주를 구성하는 물질의 근원 및 법칙'

　동양에서 기를 탐구하듯이 다른 곳에서도 우주의 근본 물질과 법칙을 찾고 있습니다. 바로 과학입니다. 과학자들은 물질을 구성하는 입자들이 무엇인지 그리고 이들이 어떻게 작용하는지 연구하고 있어요. 우주 만물의 근본 물질은 무엇일까요? 물질을 잘게 부수었어요. 분자로 나뉘었습니다. 이것이구나 생각했는데 더 작게 나뉘었지요. 원자가 나타났어요. 그런데 원자마저도 핵과 전자로 이루어져 있네요. 핵은 또 양성자와 중성자로, 이들은 또 쿼크로 구성되어 있습니다. 3쌍의 쿼크와 기본입자들이 계속해서 나타났습니다.

　이들은 너무나 너무나 작습니다. 너무나 너무나 짧은 시간에만 존재합니다. 존재하는지 아닌지 알 수 없을 정도예요. 근본 물질이 과연 무엇인지 아리송합니다. 세상을 움직이는 법칙도 찾고 있죠. 우리가 사는 이 세상에는 4가지 힘이 있어요. 중력, 전자기력, 핵 안에서 작용하는 강력, 원자핵 붕괴 때 나타나는 약력이에요. 과학자들은 이것을 모두 포함하는 하나의 법칙이 있을 거라고 생각해요. 맥스웰이 전기력과 자기력이 같은 것임을 밝혔어요. 지금은 중력까지 포함하는 이론을 찾고 있는데 쉽지 않습니다.

　전혀 다른 세계들을 하나로 통합하는 것이 쉬울 리가 없지요. 그러던 중에 발표된 것이 끈 이론인데요. 끈 이론을 적용하면 신기하게도 깔끔하게 정리됐어요. 끈 이론에 의하면 끈이 진동하는 모양과 진동수에 따라서 어떤 입자가 만들어지는지 결정된대요. 끈은 소립자를 만드는 엄마인 셈이죠. 예를 들면, 한 번 크게 움직이면 1번 소립자가 태어나고 두 번 살그머니 움직이면 2번 소립자가 태어나는 식입니다. 근데 만물의 엄마는 질량이 없답니다. 질량이 없으니 당연히 에너지도 없어요. 기는 무협지 소설 같은데, 끈 이론은 더 묘하지 않나요? 질량도 에너지도 아닌, 그러니까 아무것도 아닌 것(?)에서 만물이 나온다니!

예전에 진공은 텅 빈 공간이었습니다. 물질이나 에너지가 전혀 없는 곳이었죠. 그런데 카시미르 효과가 증명되면서 진공의 이미지가 바뀌었어요. 진공 상태에서 두 개의 금속판을 가까이 두고 지켜봤더니 두 금속판이 서로 붙었습니다. 분명 무슨 일이 있었던 거예요. 이유는 이렇습니다. 마주 보는 두 금속판의 사이보다 바깥 부분의 공간이 훨씬 더 넓어요. 넓은 곳에선 가상 입자들이 더 많이 생깁니다. 그 입자들이 금속판을 밀었고, 움직였고, 둘을 붙였어요.

나사 홈페이지에 있는 내용입니다. "암흑에너지의 형태와 기원은 거의 알려지지 않았지만, 카시미르 효과와 유사한 진공 변동과 관련이 있다고 가정됩니다. 단 암흑에너지는 공간 자체에 의해 생성되는 것으로 가정합니다." 진공은 이제는 비어 있는 공간이 아닙니다. 에너지가 넘치는 곳으로 바뀌었습니다. 참 이상하죠? 이상하기로는 기의 세계나 과학의 세계나 마찬가지네요. 그럴 수밖에 없어요. 우리는 지금 같은 것을 말하고 있거든요.

기는 현재의 기술로는 실험대상이 되지 못합니다. 일부분만이 가능하죠. 그러나 곧 알게 될 거예요. 과학이 열심히 찾고 있으니까요. '만물 또는 우주를 구성하는 물질의 근원 및 법칙' 우리가 '기'라고 말하는 것이죠. 동서양은 같은 것을 찾고 있어요. 현재까지 밝혀진 그것의 정체가 무엇이든, 믿기든 안 믿기든 관계없습니다. 싫든 좋든, 이해가 되든 안 되든 상관없습니다. 기는 확실히 존재하는 '어떤 것, 어떤 법칙'이에요. 그러니 "기가 진짜 있습니까?"라고 질문하면 안 됩니다. 대신 "기가 무엇입니까?"라고 해야 맞습니다.

②

기(氣) 글자의 뜻은 무엇인가요?

◆

《설문해자》는 서기 100년경 중국 최초의 자전이에요. 자전은 한자를 모아 일정한 순서로 배열하고 뜻을 설명한 책이죠. 저자 허신은 '운기를 본뜬 모양'이라고 기를 풀었어요. 글자의 모양이 흡사 구름이 피어나 하늘에 길게 뻗어 있는 형태거든요. 땅에서 모락모락 피어오른 기운은 하늘로 올라가고 다시 땅으로 내려와요. 자연을 순환하여 생명을 키우며 만물의 변화를 이끌어 가죠. 그래서 기는 기운, 호흡, 생명력, 자연현상 등으로 표현됩니다.

기 글자의 유래

氣(기)는 중국의 글자입니다. 중국 글자를 한자라고 해요. 한자는 원칙적으론 한 글자가 하나의 뜻을 갖습니다. 현존하는 가장 오래된 문자는 갑골문인데요. 기원전 약 1600년에 시작한 상나라의 유적에서 발견되었어요. 당시는 농경사회로 생활이 단순했지요. 글자의 수가 적었고 모양도 단순한 그림의 형태였어요. 생활이 복잡해지면서 글자의 수가 더 필요해졌습니다. 문명의 발달과 함께 한자의 수는 점점 더 늘어났죠. 현재 중국의 한자는 약 5만여 개에 이른다고 하네요.

우리의 일상생활 속에서 기가 어떻게 사용되는지 앞에서 보았습니다. 이것은 우리나라의 얘기만이 아니에요. 중국이나 일본에서도 기는 일상 생활어입니다. 이렇듯 우리의 생활과 밀접한 '기'라는 글자는 언제부터 있었을까요? 처음에는 어떤 의미였을까요? 말과 글은 시대 상황에 따라 모양과 뜻이 변해 갑니다. 새로운 것이 생기기도 하고 또 없어지기도 하죠. 기 글자와 개념은 어떻게 시작되고 어떻게 변화했는지 보겠습니다.

중국에서 가장 오래된 문자는 갑골문입니다. 거북이 껍질과 짐승의 뼈에 기록되어 있어서 갑골문이라 불러요. 갑골문에는 현대의 기와 비슷한 글자가 없습니다. 기의 원초적인 형태라고 추정하는 글자만 보이죠. 상나라를 이은 주나라의 금문에서 비로소 기 글자가 보입니다. 내용으로 볼 때 현재의 기를 말하는 것이 분명하지만 글자의 모양은 약간 달라요. 기운 기(气) 밑에 쌀 미(米)자 대신에 불 화(火)가 쓰였어요. 옥으로 만든 물건에 이 글자가 보여요. 몸 안의 기를 돌리는 방법이 적힌 작은 장식품인데요. 당시에 기공 수련자가 있었다는 증거입니다.

《황제내경》의 기

현재 우리가 기(氣)라고 읽는 글자가 처음 나타난 곳은 《황제내경》
입니다. 《황제내경》은 약 5천 년 전, 중국의 황제가 저술했다고 해요.
그러나 학자들은 전국시대 이후의 것으로 보고 있어요. 황제내경은 기
(氣) 사상이 바탕이라서 의술서라기보다 기 서적에 가깝습니다. 당시
의 인체 장부도를 보면 우리가 흔히 보는 해부도와는 아주 달라요. 엉
뚱한 모양의 해부도입니다. 중국인들이 인체의 내부를 몰라서 그렇게
그렸을까요? 아닙니다. 그들은 장부를 실제대로 그릴 필요가 없었어
요. 장부는 기의 통로인 경락과 관계된 기관으로 여겼습니다. 인체를
보는 관점 자체가 달랐어요.

《황제내경》은 의술서라기보다 기 과학책이에요. 폭넓게 기 이론을
전개하고 설명했어요. 그럼 공자와 맹자, 노자와 장자 같은 대학자들
은 기를 어떻게 표현했을까요? 《논어》에서 기를 기식(氣息 호흡의 기운,
숨)이라 말합니다. 호흡이 끊긴 것은 움직임이 없습니다. 호흡은 생명
의 시작이고 끝이에요. 기를 생명이 살아 움직이게 하는 실재적인 힘
으로 이해했어요. 땅에서 아지랑이가 피어 하늘로 올라가고 아지랑이
는 구름으로 모습을 바꾸지요. 그리고 비바람이 되어 땅으로 내려와
요. 이런 순환도 호흡으로 보았어요. 자연현상은 대자연이 숨 쉬는 호
흡이지요. 모든 것이 기의 작용입니다.

《논어》에는 혈기, 식기처럼 사람과 연관된 단어가 있습니다. 장자는
천기, 지기, 운기, 음양의 기와 같은 자연의 기를 말했어요. 노자는 일

기(一氣)에서 만물이 나왔다고 말합니다. 《도덕경》에 "마음으로 기를 부리는 것을 억지라고 한다", "기를 막고 있는 것도 마음이고 기를 부리는 것도 마음, 기즉심(氣卽心)이다"라는 말도 있습니다. 《황제내경》에는 보다 많은 기의 단어가 있습니다. 혈기, 진기, 정기, 생기, 온기, 식기, 탁기, 내기, 외기, 장기, 수기, 화기, 상기, 중기, 하기 등등.

세월이 가면서 인간의 사고 범위가 커졌습니다. 깊어갔습니다. 안으로는 인간의 내면을 들여다보고 밖으로는 먼 우주를 보았지요. 늘어나는 지식 때문에 단어도 늘었습니다. 기의 표현도 다양해졌어요. 자연히 문제가 생겼습니다. 거대한 코끼리를 만난 시각장애인의 이야기와 같아졌어요. 각자 코끼리의 한 부분을 만지고서 "코끼리는 이렇다" "아니다. 코끼리는 이렇게 생겼다"고 주장합니다. 모두 맞는 말이죠. 또 모두 틀렸습니다. 우리 역시 부분을 보고 전부인 것처럼 말하곤 해요. 같은 것을 다른 것처럼 말할 때도 있어요. 그래서 혼란스러워요. 기에 대한 우리의 이해와 표현이 이런 상태입니다.

허신은 《설문해자》에서 기는 '운기를 본뜬 모양'이라 풀었습니다. 기운입니다. 보이지는 않지만 확실히 존재하는 힘이에요. 자연도 기로 만들어졌고 기의 힘으로 움직여요. 기는 자연의 실재적인 힘을 말하다가 점차 다양하게 발전합니다. 기가 적용된 범위가 점차 넓어졌습니다. 기의 원초적 이미지는 기운, 호흡, 생명력입니다. 현대의 기학자(氣學者)들이 우주 만물의 근본 물질과 기능으로 정의한 것과 같은 맥락입니다.

③

서양에도 기가 있나요?

◆

 물론이죠. 당연히 있죠. 우주에 가득한 것이 기인데 서양에는 없겠습니까? 서양에서도 기에 대한 연구는 고대부터 있었습니다. 동서양의 문화적 배경이 달라서 기의 표현이 다를 뿐이죠. 생체 에너지, 생명 에너지, 공간 에너지, 오라, 프라나, 오르곤, 프리에너지, 바이탈 에너지, 오드 등등. 서양에서 말하는 기의 다른 이름들입니다. 이론적 연구와 더불어 기 제품의 발명도 이어졌어요. 기를 느끼는 방법인 기감에 대한 학문적 체계도 만들었습니다.

 중국 문화권에서는 氣(기)라 하고 인도에서는 프라나라고 합니다. 프라나는 산스크리트어로 호흡, 숨결을 의미해요. 고대 중국에서 호흡과 기운이 같은 의미였던 것과 같아요. 기와 프라나, 이것은 우주에 충만한 기운입니다. 모든 존재와 현상의 근원이며 좁게는 생명력을 의미했습니다. 서양에는 이와 유사한 개념으로 프네우마가 있어요. 프네우마는 고대 그리스어로 공기, 호흡, 영혼을 의미해요. 종교적 의미만 아니라 철학과 의학에서도 다양하게 쓰였습니다.

서양의 기 학자들

BC 4세기에 아리스토텔레스가 생기론을 말했어요. 생명은 무생물과 달리 어떤 특별한 기운 때문에 생긴다는 이론이에요. 갈레노스는 AD 2세기의 철학자이며 의사입니다. 그는 호흡할 때 우주의 프네우마(호흡, 영혼)를 마시고 이것이 생명현상을 유지한다고 말해요. 이후 중세 유럽은 프네우마로 생명현상을 이해했지요. 뉴턴도 말년에는 이것을 연구했어요. 근대에 들어서 자연과학이 발달하고 생기론은 힘을 잃어요. 그러다 18세기 말에 철학자들에 의해 다시 제기됩니다. 20세기에는 신생기론으로 등장하죠.

아리스토텔레스는 생기설, 히포크라테스는 피지스(자연 치유력)를 말했어요. 자연과학의 발달 아래 생기론이 기운을 잃지만 완전히 사라진 것은 아니었죠. 매스머는 18세기 독일의 의사였습니다. 그는 우주에 충만한 기운이 지구 생물에 영향을 준다고 주장해요. 우리 몸 안에 자력에 영향을 받는 유체가 흐르고 있는데 이것에 이상이 생기면 병이 된다고 말하죠. 이 유체의 흐름을 조절하기만 하면 다시 건강을 회복할 수 있대요. 매스머의 이론은 대중의 큰 인기를 얻습니다. 그러나 의사와 과학자들은 그를 사기꾼으로 여겼습니다.

매스머는 우주에서 오는 '생명 에너지'를 말합니다. 생체의 에너지 장을 동물자기라고 이름하고 이것을 질병 치료의 핵심으로 여겼죠. 독일의 라이헨바흐 남작(1788~1869)은 '오드'를 말합니다. 오드는 만물로부터 나오는 어떤 힘으로서 생명의 원리예요. 당시에 오드를 볼 수 있는 '빛에 예민한 사람들'이 있었어요. 남작은 그들과 함께 연구와 출판을 계속합니다. 사람들은 이런 그를 이상하게 여겼고 마법사라고 지탄했죠. 유능한 화학자, 지질학자, 박물학자, 기업가로 부와 명예를 얻었던 남작입니다. 그러나 그의 임종은 무척 쓸쓸했어요. '오드' 때문입니다.

이후 빌헬름 라이히(1897~1957)가 오르곤 에너지를 말합니다. 라이히는 프로이드의 제자로 뛰어난 정신분석학자예요. 탁월한 사상가이며 당대 위대한 자연 과학자 중의 한 명이었죠. 그는 '오르곤 에너지'를 발견해요. 이것을 우주 만물에 충만한 바이오 에너지, 생명 에너지로 불렀어요. 오르곤 에너지를 모으는 오르곤 축적기도 발명합니다. 기존 의료계는 라이히의 연구를 비사회적으로 여기고 비난하죠. 그는 법정 모독죄로 2년 형을 선고받았고 옥중에서 심장마비로 사망합니다. 위대한 과학자의 외롭고 쓸쓸한 임종이었습니다.

18세기의 매스머, 19세기의 라이헨바흐가 있었습니다. 20세기의 빌헬름 라이히도 세상의 비난을 받았죠. 기를 연구하지 않았다면 세상의 명예와 부를 누렸을 뛰어난 학자들입니다. 이들은 모두 미지의 에너지를 이야기했어요. 당시 사람들은 알지 못했던, 알려고 하지도 않았던 것이죠. 그러나 선구자인 이들에겐 모든 것을 걸고 연구할 만한 가치가 있었습니다. 이후 그들의 연구는 다양하게 이어지는데, 1968년에는 라이히의 학문을 잇는 올고노미 칼리지가 설립되었습니다.

기감학 래디에스테지

기는 동양의 문화로 알고 있지만 사실 그렇지 않아요. 서양에서도 기에 대한 탐구는 늘 있었어요. 철학, 의학, 종교에서만 아니라 중요한 생활자원을 찾는 실용 학문으로도 쓰였죠. 생명체의 생존에 가장 중요한 것은 물입니다. 물 없이는 살 수 없습니다. 인류는 물론 대다수의 동·식물이 물 근처에 자리를 잡아요. 물이 귀한 곳에서는 물을 찾는 기술이 절대적으로 필요합니다. 다우징은 동서양을 막론하고 고대부터 해온 물 찾는 방법이에요. 다우징에서 서양의 기 접근법을 볼 수 있습니다.

프랑스에서 다우징을 래디에스테지로 발전시켰습니다. 래디에스테지는 프랑스어로 '모든 물질이 내는 파동을 감지하는 연구'입니다. 기를 느끼는 감각의 개발(기감 개발)과 같은 뜻이에요. 마음을 고요히 하고 정신을 집중해서 원하는 정보를 알아내지요. 기감은 기 정보를 인간의 의식이 처리하지만 래디에스테지는 도구를 사용하는 차이가 있어요. 도구를 사용하기 때문에 기감 훈련보다 배우기가 쉬워요. 숙련되면 래디에스테지 역시 도구가 필요 없습니다.

숙련되면 수맥 찾으려는 지역에 직접 가지 않고도 탐사할 수 있습니다. 지도를 펴놓고 그 위에서 추를 이용해 탐사해도 똑같은 결과가 나오죠. 믿을 수 없는 얘기인가요? 그렇지 않답니다. 다우징을 전혀 모르는 사람도 기감이 있는 사람이라면 수긍합니다. 기공사 중에도 이런 능력자가 많습니다. 기의 정보는 장소와 시간의 제약을 받지 않아요. 먼 곳의 정보를 수신하거나 정보를 보낼 수 있습니다. 제약받을 이유가 있다면 각 개인의 능력 차이입니다.

서양에도 기와 같은 개념이 오래전부터 있었습니다. 우주와 사람을 탐구하는 데 동서양이 다를 수 없죠. 그러나 대중적이지 않은 분야의 연구는 어려움이 많습니다. 열악한 환경 속에서도 연구에 전념한 학자들 덕분에 기 과학은 발전할 수 있었습니다. 동양과 서양은 그동안 다른 방법으로 기를 탐구해왔어요. 지금은 지구촌 시대입니다. 동서양의 지혜를 합하여 더 큰 발전을 이룰 때가 되었습니다.

4

왜 기를 알아야 하죠?

◆

우리는 다섯 개의 감각기관으로 세상의 정보를 받습니다. 뇌는 이 정보들을 종합하여 분석하고 판단하고 행동하지요. 그런데 오감으로 아는 세상은 극히 일부분이며 왜곡되기 쉬워요. 정보가 정확하지 않으며 올바른 판단을 할 수 없습니다. 기의 속성 중 하나는 정보입니다. 기를 알면 그만큼 세상의 진실에 다가가는 셈이죠. 여기엔 인간의 원초적 질문인 '나는 무엇인가?'에서 '우주의 탐구'까지 포함됩니다. 개인의 건강증진과 건강한 사회를 위해서도 필요합니다.

오감, 우리가 세상을 사는 방법

"환한 햇살에 눈을 떴습니다. 어디선가 새소리가 들려요. 작은 방울을 흔드는 듯, 시냇물이 흐르는 듯……밝고 고운 새들의 노래로 시작하는 행복한 아침이네요. 갈아입는 옷의 까슬한 감촉도 기분 좋고, 식사 준비하는 냄새에 저절로 침이 고입니다. 식사 후 커피 한 잔은 또 얼마나 향기로운지! 오늘 일정을 생각하니 흥분됩니다. 그동안 힘들게 해왔던 작업이 마무리되는 날이거든요. 가슴이 벅차요! 더 열심히 해야겠다는 의지가 솟구칩니다."

우리의 평범한 일상입니다. 아침에 눈 뜨면서부터 잠자리에 들기까지 계속 외부의 자극에 노출되어 있죠. 감각기관을 통해 들어온 정보는 뇌에 모입니다. 뇌에서 종합하여 판단하고 행동해요. 볼 수 없고, 냄새 맡지 못하고, 들리지 않는 세상을 상상할 수 있나요? 맛볼 수 없고, 만져지지 않는 세상은 또 어떻고요? 오감으로 살아가는 세상은 우리에게 너무나 친숙하고 자연스럽죠. 조금의 의심도 필요 없는, 확실하고 견고한 우리의 세상입니다.

일부 감각기관이 없이 태어나는 사람이 있습니다. 사고로 잃는 경우도 생기죠. 부족한 감각기관은 우리 삶에 어떤 영향을 미칠까요? 시력과 청력은 두뇌 피질의 같은 부분에서 담당합니다. 그래서 시력을 잃으면 잃은 시력만큼 청력이 발달합니다. 청력을 잃으면 시력이 더 발달하죠. 다른 쪽의 기능이 더 발달한다니 그나마 다행이에요. 하지만 시각은 우리가 처리하는 외부 정보의 80% 정도를 차지합니다. 아주 중요한 기능이죠. 청각이 좀 더 발달해 부족한 부분을 채운다 해도 시각의 몫을 다할 수는 없어요.

시각, 청각 장애인은 일반인보다 훨씬 더 많이 위험에 노출됩니다.

시각이나 청각에 비해 후각이나 미각 기능 장애는 좀 가벼워 보여요. 냄새를 못 맡는다고, 맛을 분별 못 한다고 크게 문제될 것은 없잖아요? 그런데 후각의 상실은 냄새를 못 맡는 불편함만이 아니네요.《잃어버린 시간을 찾아서》라는 소설이 있어요. 마르셀은 홍차에 적신 마들렌 과자의 냄새를 맡는 순간 어린 시절을 떠올리죠. 과자를 먹던 어린 날의 분위기들이 무의식에서 떠오른 거예요. 이렇듯 냄새는 기억과 연결되어 있답니다.

후각은 편도체에서 담당해요. 편도체는 감정을 느끼고 조절하는 곳으로 기억과 동기부여와 관련 있죠. 후각은 강력하게 과거의 느낌을 되살려 줍니다. 후각을 잃는다는 것은 단순히 냄새의 문제만이 아니랍니다. 추억을 잃는 것이기도 하죠. 감정적인 장애가 생기기도 합니다. 감정적인 장애는 육체적 장애에 비해 가볍게 취급되는 경향이 있어요. 그런데 삶에서 감정이 차지하는 부분이 가벼울까요? 후각을 잃은 후 우울증에 걸리거나 자살한 사람들이 많은 것은 무슨 의미일까요?

미각은 냄새에도 많은 부분 의존합니다. 후각을 잃으면 미각도 잃습니다. 저런……우리 삶에서 미각이 얼마나 중요한데요! 달고 맵고 짜고 신맛을 모른다면? 정말이지, 사는 맛이 안 날 것 같군요! 이렇게 이야기하니 오감을 빼면 우리 삶은 삶이라 할 수 없네요. 감각 없이 어떻게 살 수 있겠어요? 감각기관이 있어야 외부의 상황을 알 수 있죠. 그런 후 적절한 반응을 해야만 생존이 보장됩니다. 오감은 오랜 세월을 걸친 진화의 결과예요. 삶을 안전하고 풍부하게 만들어주는 견고한 틀입니다.

오감의 오류

그런데요, 오감을 믿을 수 있나요? 이 세상은 나의 오감이 전해주는 그대로일까요? 우리 모두 똑같이 보고 듣고 느끼며 살고 있나요? 결론부터 얘기하자면 결코 아닙니다. 동물이 사는 세상과 사람이 사는 세상은 전혀 다르죠. 사람 사이에서도 마찬가지예요. 시력과 청력이 달라요. 감각하는 것이 다릅니다. 우리는 모두 각자의 세상에서 삽니다. 내가 사는 세상도 항상 같지 않아요. 여러 조건에 의해 시시각각 달라져요. 이 세상에 똑같은 세상은 단 하나도 없습니다.

우리와 가까운 동물인 개나 고양이를 볼게요. 이들은 같은 공간에서 우리와 함께 지냅니다. 내가 보는 꽃과 내가 듣는 노래의 아름다움을 이들도 나와 똑같이 느낄까요? 그렇지 않아요. 인간과 동물의 감각 능력은 무척 다르니까요. 개는 사람보다 1,000배 이상의 후각 능력이 있어요. 청각 능력은 인간의 4배 이상입니다. 대신 색깔 분별 능력은 떨어져요. 색을 인지할 수 있는 원추세포가 인간은 3개인데 2개뿐이거든요. 지독한 근시여서 가까이에 있는 것은 잘 못 보는 특징도 있죠. 야간 시력은 사람보다 약 5배 정도 뛰어납니다. 사람과 개는 같은 환경에서 서로 다르게 보고 느끼고 살고 있어요.

벌과 나비가 사는 세상은 어떨까요? 곤충은 색을 보는 파장이 사람과 다르죠. 주황색부터 자외선까지 볼 수 있는데 자외선에 가장 예민하게 반응해요. 그래서 꽃들은 자외선에 반응하는 색소를 사용해서 곤충을 유인하죠. 벌이 보는 꽃의 모습이 궁금하지 않으세요? 내가 보는 꽃이 곤충에겐 전혀 다른 모습입니다. 사람과 동식물의 감각기관은 모양이 달라서 구별이 확실히 됩니다. 그렇다면 사람끼리는 어떨까요? 모두 똑같이 느낄까요? 아니죠. 사람도 다 달라요. 내가 보고 듣고 냄새 맡듯이 상대도 똑같을 것으로 여기지 마세요. 내가 보는 장미와 당신이 보는 장미는 같은 장미가 아니랍니다!

그럼 나의 세상은 어떨까요? 나는 언제나 변함없이 똑같은 세상을 살고 있나요? 그렇지 않죠. 사람이 보는 빛의 파장은 가시광선 영역이에요. 빛의 양에 따라 다르게 보입니다. 아침에 보는 세상과 낮에 보는 세상, 그리고 밤에 보는 세상이 다릅니다. 주변 환경에 따른 착각도 있어요. 분명히 오르막길로 보이는데 내리막인 도깨비 도로가 있죠. 어떤 도형 옆에 있는가에 따라 같은 크기인데 다르게 보이기도 해요. 망막엔 물체의 상이 맺히지 않는 맹점이 있지만 뇌가 속임수를 씁니다. 은근슬쩍, 다 보이는 것처럼 처리해 버리죠.

개인의 심리 상태에 따라서도 달라집니다. 과거의 기억이나 감정, 그리고 의식 상태에 따라 놀랍도록 다양한 해석이 나오죠. 크게 놀랐던 경험이 몇 번 있습니다. 한 번은 수영하며 놀던 중이었어요. 갑자기 물속 공간이 가로세로 치밀하게 엮인 그물로 가득 차더군요. 마치 영화에 나오는 레이저 보안장치처럼 말이죠. 꼼짝할 수 없는 레이저 감옥이었어요. 정신을 가다듬고 다시 봤습니다. 원인은 수영장 바닥의 타일 눈금이었죠. 바닥 타일의 하얀 선이 떠올라 수중에서 레이저가 되었더군요.

이 순간적 착각에 당시 아주 놀랐었죠. '이렇게까지 착각할 수 있구나!' 다시 한 번 의식의 불확실성을 실감했습니다. 어린 시절, 커튼에 가득 붙어 있는 벌레 때문에 밤을 새웠던 경험도 있는데요. 아침에 보니 그것은 커튼의 무늬였어요. 하지만 지난밤에 그것들은 분명히 살아 움직이는 벌레였답니다! 우리의 일상은 이렇게 왜곡됩니다. 아니라고 자신 있게 말할 수 있는 사람이 있을까요? 그렇다면 왜곡하고 있다는 사실조차 의식 못 한 채 살아온 겁니다.

건강한 개인, 건강한 사회

만물은 스스로가 자기의 모든 정보를 갖고 있습니다. 이것이 가장 정확한 정보입니다. 기감은 만물의 정보를 송수신하는 감각이지요. 그래서 기감의 개발이 필요합니다. 바른 정보는 건강하고 행복한 삶을 위해 아주 중요한 요인이에요. 자신에 대한 앎은 스스로를 이해하고 수용하며 사랑할 수 있게 해주죠. 또 주위 환경에 대한 이해와 적절한 대응을 돕습니다. 개인이 건강해지고 개인과 개인 간의 관계가 건강해지면 건강한 공동체, 밝은 사회가 됩니다. 기공을 통한 개인의 건강증진 효과는 말할 필요도 없습니다.

오감으로 살아가는 세상을 살펴봤습니다. 인간의 오감은 유용하지만 완전하지 않아요. 우리가 감각하고 사는 세상은 극히 일부분의 정보로 이루어져 있죠. 또 쉽게 왜곡됩니다. 내가 본 것, 내가 느낀 것, 내가 아는 것을 확실하다고 장담할 수 없어요. 내가 본 것을 너는 왜 못 보냐고, 내가 아는 것을 당신은 왜 모르냐고 힐책하면 안 돼요. 기를 알면 해결의 실마리가 보입니다. 오해와 불신, 원망 대신에 이해와 사랑이 생깁니다. 그럴 때 더 나은 세상을 위해 우리 모두 전력할 수 있지 않을까요?

5

기가 왜 완전한 정보인가요?

◆

우리는 오감을 사용하며 살아요. 오감은 유용합니다. 그러나 불완전하며 오류 또한 많죠. 정보의 정확성은 무척 중요한 문제예요. 정보가 정확해야 적절한 판단을 할 수 있으니까요. 이것이 선행되어야 효과적인 행동을 할 수 있습니다. 정보는 전체를 왜곡 없이 주고받아야 정보의 가치가 있죠. 만물의 정보는 만물 스스로가 갖고 있습니다. 존재 자체가 존재의 가장 완전한 정보예요. 이것이 기입니다. 그래서 기는 가장 정확하고 완전한 정보가 됩니다.

기는 정보가 담긴 이름표

기의 종류는 참 많습니다. 하늘은 천기, 땅은 지기, 바다는 바다의 기가 있어요. 인체에는 혈기와 심기, 정기, 온기 이외에도 많은 종류의 기가 있죠. 태어날 때 받은 선천의 기와 태어난 후 만들어진 후천의 기도 있어요. 뭔가 공통점이 있지요? 그렇습니다. 여기서 기는 그 어떤 것의 성격, 본질, 상태를 나타냅니다. 이름표로 비유할 수도 있어요. 주민등록증, 학생증, 운전면허증, 여권과 같은 것이죠. 개인의 고유 번호가 있고 사진이며 이름, 주소 등 모든 정보가 여기에 있습니다.

나무의 정보는 어디에 있을까요? 나무의 신분증은 어디에 보관되어 있을까요? 나무의 정보는 나무 자체입니다. 우선 겉으로 드러난 것으로도 많은 정보를 얻을 수 있어요. 나무의 키와 건강 상태, 나무의 종류, 진화적 역사, 현 생태계의 상황. 겉모습에서 알 수 없는 부분은 속모습을 보면 됩니다. 나무의 나이테가 나무의 나이를 말합니다. 나이테의 모양으로 그동안 살아왔던 환경도 읽을 수 있어요. 돌의 정보는 돌 자체입니다. 돌의 모습에서 성질과 역사를 알 수 있어요. 동식물 역시 마찬가지입니다. 자세히 보면 됩니다.

관심이 없으면 눈에 보이지 않습니다. 관심이 있어도 시력이 나쁘면 잘 보기 힘들어요. 시력이 좋은 사람은 더 많은 정보를 얻을 수 있어요. 그 이상의 정보가 필요할 때는 도움을 받아야죠. 과학기기를 이용하면 더 자세한 것을 알 수 있습니다. 또 다른 방법이 있습니다. 모든 존재는 자신 스스로 자신을 말합니다. 자신이 자신의 이름표인 셈이죠. 이 이름표는 '떨림'이라는 재질로 만들어졌어요. 모든 존재는 고유의 떨림이 있는데 손의 지문처럼 구별됩니다. 이것을 해독할 수 있다면 가장 훌륭한 정보가 되겠죠.

춤추는 세상

이 세상 만물은 모두 떨고 있어요. 이 떨림은 마치 화려한 춤사위 같죠. 이 세상은 마치 거대한 무도장 같아요. 모든 존재는 자신의 춤으로 세상에 나타나고 보이고 증명합니다. 손가락 지문으로 사람을 구별하듯이 춤사위를 보면 그게 무엇인지 알 수 있어요. 춤추는 모습이 다르기 때문에 구별이 가능하죠. 이 움직임을 헤르츠라는 단위로 표시하는데요. 시계의 초침이 1초에 한 번 움직이잖아요. '똑딱' 하는 1초 동안 몇 번 움직이는지 나타내요.

CERN(세른)의 실험 사진을 보셨나요? 세른은 세계 최대 규모의 입자물리연구소입니다. 입자를 실험하는 튜브는 지름 8km 둘레가 27km나 되는 거대한 크기예요. 이 튜브 안에서 입자를 광속에 가까운 속도로 서로 부딪히게 합니다. 이때 나타난 현상들을 분석하여 우주의 근본 물질과 법칙을 찾고 있어요. 실험 후에는 많은 양의 전산 데이터가 남죠. 사진들이 정말 정말 아름답습니다. 화려한 불꽃놀이처럼 나타났다 사라지는 무수한 아원자 입자들. 그 궤적이 경이롭지요. 또 다른 우주, 작은 세상의 우주 같아요. 세른은 그동안 많은 성과를 냈는데 2012년의 힉스 입자 발견은 인류 지성의 축제였습니다.

원자핵은 진동수가 대략 10^{20}Hz입니다. 1초 동안 왕복 운동을 10^{20}만큼 하는 거예요. 어느 정도의 움직임인지 우리는 가늠 못하죠. 이런 크기의 숫자는 일상에서 사용할 일이 없잖아요. 10^{20}으로 움직이는 핵과 전자가 만나서 원자가 됩니다. 그러면 약 10^{18}Hz로 진동수가 낮아져요. 누구랑 누가 만나 함께 묶이면 움직임이 둔해집니다. 둘이 되면 혼자만큼 빠르게 춤출 수 없으니까요. 단세포 수준의 진동수는 약 10^3Hz입니다. 신체 부위에 따라 다르지만 인체의 평균 진동수는 약 6.8~7.5Hz로 더 낮아집니다. 움직임의 속도가 어떤 존재의 이름표입니다.

만물의 정보

물질 구성의 최소 단위는 분자입니다. 분자들이 하나, 둘, 셋 모여서 덩치가 커지면 진동수는 같지만 진동의 힘이 강해져요. 한 알의 모래와 조약돌의 힘은 다릅니다. 조약돌과 바위의 기운이 틀리고 바위와 바위산의 기운도 틀리지요. 물도 마찬가지예요. 같은 물이라도 옹달샘의 물과 호수의 힘은 달라요. 호수와 바다 역시 다르지요. 한 사람이 사는 집과 대가족이 사는 집의 기운이 다릅니다. 모든 존재는 춤의 모양과 힘이 달라요.

"이 산에는 잣나무가 많습니다. 청솔모와 다람쥐들이 먹이를 찾아 바삐 움직이고 있네요. 그 모습을 구경하고 있는데 갑자기 '딱따다닥~' 하는 큰 소리가 산을 울립니다. 어디선가 딱따구리가 나무에 구멍을 뚫고 있나 봐요. 갑자기 풀숲이 크게 흔들리더니 꿩이 날아가는 모습이 보이네요. 바위틈 옹달샘에선 새들이 물을 마시고 있어요. 파란 하늘 아래 화려한 단풍이 펼쳐지고, 바람결에 숲 냄새가 담겨 있습니다. 참 아름다운 가을 산입니다."

잣나무는 잣나무입니다. 잣나무를 알려면 잣나무를 알면 됩니다. 이보다 더 정확하고 완전한 잣나무 정보가 있을 수 없겠죠. 잣나무의 모든 것은 잣나무의 기운입니다. 자신의 모든 정보를 세상에 활짝 알리고 있어요. 그 기운을 알면 됩니다. 청솔모나 딱따구리, 꿩, 나무도 마찬가지예요. 이들 모두가 어우러져 만들어진 산의 기운도 알 수 있어요. 산은 지구의 한 부분입니다. 지구에 있는 모든 것의 기운이 합하여 지구의 기운이 되지요.

지구는 태양계의 일원이고 태양계는 우리 은하에 속해요. 우리 은하는 우리 우주의 일부입니다. 나에겐 나의 이름이 있어요. 또 누구의 부모이고 부부이며 자녀입니다. 직장과 지역 공동체에도 속해 있습니다. 대한민국의 기는 대한민국 국민 모두와 국토의 기운이죠. 사람이 아무리 많아도 그 속엔 내가 분명히 있어요. 나의 기운이 뚜렷이 존재합니다. 큰 기운에 속해도 작은 기운이 사라지지 않아요. 각각의 존재는 각각의 기운으로 자신을 드러냅니다. 정확한 정보입니다.

정보의 소통에서 발신과 수신의 정확성은 아주 중요한 문제입니다. 잘못된 정보의 발신과 수신은 커다란 혼란을 만듭니다. 어떤 무엇의 가장 정확한 정보는 어디서 찾을까요? 그 자체입니다. 어떤 무엇 자체가 그것의 가장 정확한 정보예요. 만물은 자신의 움직임으로 자신을 세상에 알려요. 이 춤사위는 그것의 이름입니다. 동양에서는 이것을 '○○의 기'라고 부르죠. 그래서 무엇의 기를 안다는 것은 그것을 아는 거예요. 기는 완전하고 정확한 정보입니다.

6

기를 느낄 수 있나요?

◆

기에는 여러 특성이 있습니다. 그중 하나가 기의 물질성이죠. 기공사가 기를 발공할 때 손에서 적외선과 이온, 자장 등이 나온다고 밝혀졌습니다. 기공사의 손에서 회전하면 나아가는 공기 덩어리도 고속 사진기로 촬영되었어요. 발공하는 손에서 느껴지는 감각들은 결코 상상이 아닙니다. 오감 너머의 감각으로 알게 되는 정보입니다. 인류는 오랫동안 이 능력을 사용하지 않았어요. 이런 능력이 있다는 것도 잊고 살았죠. 훈련을 하면 이 능력을 회복할 수 있습니다. 사고 후 재활 훈련을 통해 몸의 기능을 회복하는 것과 같습니다.

오감의 진화

다섯 가지 감각기관은 진화의 과정에서 생겼습니다. 빛의 자극에 예민한 세포들이 모여 눈이 되었어요. 다른 감각기관도 같은 과정을 거쳤지요. 그렇다면 감각기관이 생기기 전에는 어땠을까요? 그들은 아무것도 모른 채 살았을까요? 그렇지 않아요. 감각기관의 발달이 5종류여서 정보의 형태가 오감일 뿐입니다. 감각이 나뉘기 전에는 통합된 상태로 정보를 교환했어요. 기감은 모든 존재가 느끼는 감각입니다. 오감은 언제 생겼을까요? 태양계의 나이는 약 46억 년으로 추정해요. 지구의 생명 역사는 약 38억 년 정도로 보고 있습니다.

첫 번째 눈은 약 5억 년 전 삼엽충에서 나타났어요. 38억 년 생명의 역사에서 보면 아주 최근이죠. 생물체는 오랫동안 눈 없이 살았습니다. 그러다가 빛에 예민하게 반응하는 세포가 생겼죠. 그 세포들이 모였고 빛에 반응하는 기능이 향상되었습니다. 수억 년 뒤, 이 세포들이 함몰됩니다. 독립된 공간 안에 모이니 시야가 좁아졌어요. 외부의 상이 더욱 분명해졌죠. 빛을 받던 세포들은 망막이 되고 수정체와 각막이 생겼습니다. 탄산칼슘 결정체인 방해석이 삼엽충의 수정체가 되었죠. 방해석은 지구에서 가장 흔한 광물 중의 하나로 석회암과 대리암의 주성분이에요. 투명한 돌이 최초의 눈이었어요.

소리를 듣는 귀는 언제 생겼을까요? 우리는 외부 정보의 80% 정도는 시각에 의존하고 청각은 10% 정도입니다. 이 두 가지 감각기관이 전체의 90%를 차지해요. 시각과 청각의 중요성을 보여줍니다. 최초의 눈은 약 5억 년 전에 나타났어요. 최초의 귀는 그보다 한참 뒤인 약 4억 2천만 년 ~ 3억 6천만 년 전의 시기로 보입니다. 소리는 공기의 진동입니다. 호수에 돌멩이를 던졌을 때 퍼져 가는 물결처럼 공기 중으로 퍼져 가죠. 빛의 자극으로 시각기관이 생겼듯 공기 진동을 자극으로 청각 기관이 생겼어요.

공기의 진동을 자극으로 귀가 생겼다면 생물이 육상으로 올라온 후가 됩니다. 그렇다면 그보다 더 오랜 기간이었던 물속 생활은 어땠을까요? 물고기의 옆줄이 그 역할을 했어요. 물고기 옆줄은 물속에서 생긴 진동이나 수압의 변화를 감지합니다. 공기를 통해 소리가 전해지듯이 물을 통해 전해지는 압력과 변화를 옆줄을 통해 알았죠. 그렇지만 물고기의 옆줄에서 귀가 발생한 것은 아니에요. 기원만 같아요.

기감, 오감 이전의 감각

약 5억 년 전에 최초의 눈이 생겼어요. 그전에는 빛에 예민했던 세포들이 그 역할을 희미하게 했습니다. 그렇다면……그전에는? 빛에 예민한 세포가 나타나기 전엔 어땠을까요? 약 4억 년 전에 최초의 귀가 생겼습니다. 그 전의 물속 생활에선 물고기의 옆줄이 귀와 비슷한 역할을 했습니다. 그렇다면……그 이전에는요? 그들은 외부 상황을 전혀 몰랐을까요? 약 33억 년의 길고 긴 세월 동안? 눈 없고 귀 없이, 5감 없이도 생명체는 살았습니다. 먹고 쉬고 쫓아가고 도망쳤죠. 자손을 낳고 번식했어요.

진화의 방향에서 다섯 개 감각기관이 특별히 발달했습니다. 그렇다고 5감이 감각의 전부는 아닙니다. 5감만이 세상과 소통하는 방법은 아니죠. 5감 외에도 가끔 우리의 주목을 끄는 감각이 있어요. 식스 센스 혹은 6감이라 표현합니다. 이 감각은 때때로 우리의 상상을 초월하곤 해요. 가까운 사람들끼리 말없이도 서로 통하는 것은 흔한 일이죠. 5감으로 가능하지 않은 일들이 6감의 영역에서 종종 나타납니다. 존재 전체로 주고받는 정보이기 때문입니다.

기감이 가능한 이유

홀로그램이란 전체, 완전함을 말하는 홀로와 정보의 그램이 합쳐 만들어진 단어예요. 전체의 정보라는 뜻이지요. 빛의 간섭현상을 이용해서 물체의 상을 입체적으로 기록하고 나타나게 하는 기술이 홀로그래피예요. 이 기술로 만든 것이 홀로그램인데 허공에 영상이 입체적으로 나타납니다. 정말 신기하죠. 신기한 것이 또 있어요. 건판이 부서지고 깨져도 사용할 수 있거든요. 건판의 반만 있어도 됩니다. 더 작게 잘라도 돼요. 아무리 작은 조각이라도 전체의 정보를 고스란히 갖고 있습니다. 조각이 작아지면 흐릿하게 보이긴 하지만 전체를 보여줌엔 변함이 없답니다.

동양의 기 이론에 의하면 모든 것이 하나예요. 만물은 기의 바다가 흔들려 나타난 파도와 같죠. 파도의 크기와 하얀 포말, 모습과 움직임은 다르지만 바다의 다른 몸짓들일 뿐입니다. 파도는 바다예요. 현대과학도 이것을 얘기합니다. 우주 에너지장 이론은 우주를 진동하는 에너지의 장으로 보고 있어요. 우주는 에너지의 연속적인 파동으로 이루어져 있습니다. 이것과 저것이 분리되어 있지 않아요. 각각의 부분은 전체의 정보를 갖고 있습니다.

쌍둥이 양자 실험도 이를 뒷받침하죠. 이것을 양자얽힘이라 하는데요. 원자 전자 이온 등의 양자 두 개가 마치 하나처럼 행동하는 성질이에요. 양자얽힘은 양자 컴퓨터와 통신 등 우리 생활에서 중요하게 이용되고 있죠. 2019년에는 영국 글리스고 대학 물리연구팀이 양자얽힘의 촬영에 성공했어요. 양자얽힘은 거리와 상관없습니다. 한쪽의 양자 변화가 동시에 다른 쪽 양자에 적용됩니다. 서로 다른 두 물체가 공간을 이동해 정보를 주고받으려면 시간이 필요하죠. 정보 교환에 시간이 필요 없다면 이것이 과연 둘일까요?

발공하면 기공사가 손에서 여러 물질이 나옵니다. 그리고 물리적인 변화를 만들어요. 발공 할 때의 기의 모습도 촬영했어요. 이런 측정에는 고속 카메라와 기타 장비가 필요합니다. 인류의 5감으로는 측정 불가능한 크기와 속도니까요. 하지만 기공사는 가능하죠. 기공사뿐 아니라 기 감각 능력을 깨우치면 누구나 알 수 있습니다. 기감은 생명체가 갖는 기본적인 능력입니다. 모든 생명체는 기를 느낄 수 있습니다.

⑦

기를 느끼는 방법은?

◆

기감으로 얻는 정보는 정확합니다. 오감보다 완전한 정보예요. 오감의 정보를 모두 합했을 뿐만 아니라 그 외의 정보도 포함하지요. 보고 듣고 냄새 맡고 맛보고 느끼는 감각이 하나가 된 것은 무엇일까요? 이 것은 어떻게 감각할 수 있을까요? 답은 간단해요. 감각이 나뉘기 전의 상태로 돌아가면 됩니다. 생명체는 감각기관 없이도 외부 상태를 알았어요. 이 기간이 감각기관을 갖고 산 세월보다 훨씬 더 길어요. 그때의 통합적인 감각이 기감입니다. 기감을 회복하면 기를 느낄 수 있습니다.

감각이 나뉘기 전의 상태로 돌아가야 한다니 이런 생각도 듭니다. "감각기관의 진화는 좋은 것이 아니구나." 그럴까요? 주위를 한 번 둘러보세요. 진화 덕분에 지구 생태계가 얼마나 다양해졌는지! 세상의 모습이 얼마나 아름다운지 말이죠! 기의 바다는 다양한 파도와 거품을 만들고 있습니다. 과학자들은 양자장의 움직임 속에서 만물의 탄생을 지켜봅니다. 이 세상은 스스로 움직이며 화음을 만드는 것 같습니다. 감각의 진화 역시 자연입니다. 이 자체로 아름다움입니다. 이 세상은 기적의 향연이지요. 즐기기에 충분한!

문명에 따른 기감의 변화

이 세상 만물은 진동합니다. 이 움직임의 형태가 자체의 정보예요. 모든 존재는 온몸으로 자신을 드러내고 온몸으로 외부의 정보를 받습니다. 우리도 옛날에는 이 정보에 많이 의지했어요. 옛사람들의 생활 양식은 지금의 우리와는 많이 달랐죠. 지식으로 보면 우리가 훨씬 똑똑하지만 옛사람들이 우리보다 뛰어났던 부분도 있습니다. 자연에 대한 통찰력과 교감 능력이 훌륭했어요. 우리의 기술력으로 이해 못하는 신기한 기술도 있었습니다.

메소포타미아 문명(BC 7000 ~ BC 6000)을 시작으로 세계 4대 문명이 발달했어요. 문명과 함께 도시가 형성되었습니다. 인류 최초의 도시는 약 5,500년 전 메소포타미아 남부 수메르입니다. 문명과 도시의 발달은 인류의 생활을 바꾸었어요. 현대인의 생활은 24시간 자극의 포화상태예요. 도시는 낮뿐 아니라 밤에도 빛으로 넘쳐요. 길을 가득 메운 차량의 소음, 사람들 목소리, 각종 기기가 작동하는 소리로 가득합니다. 이뿐만 아니죠. 이어폰으로 음악을 듣고, 영화를 감상하죠. 종일 핸드폰을 손에서 놓지 못하고 지내요.

넘치는 정보들을 처리해야 하는 뇌 역시 분주합니다. 이 과정에서 기억과 감정이 개입되고 우리 마음은 곧잘 사방으로 흩어져요. 자극이 반복되면 그것에 집중하게 됩니다. 내면의 감각엔 둔해질 수밖에요. 급변하는 환경과 자극들로 몸과 마음이 지쳐 갑니다. 스트레스성 질환이 늘고 심신의 부조화, 정체성의 상실로 이어지고 있어요. 우리는 문명 이전의 생활 형태를 상상할 수 없습니다. 그러나 문명보다 더 길었던 것이 문명 이전의 기간입니다. 우리의 몸과 마음의 많은 부분이 아직 그 시대에 맞춰져 있습니다.

문명이 발달하면서 생활 형태가 달라졌습니다. 문명은 인간을 자연과 멀어지게 했어요. 자연과의 교감 대신 사회적이고 인위적인 환경이 비중을 더 차지하죠. 기 감각을 일상에서 사용할 일이 적어졌어요. 기를 연구하고 수련하는 사람들은 대중적이지 않습니다. 수도자나 수행자들을 통해 전해지던 특수 분야입니다. 현재도 다르지 않아요. 많은 사람이 기를 알지만 제대로 아는 사람은 적습니다. 기의 연구는 늘 소수의 몫이었습니다.

기감 수련의 안내

기를 느끼려면 오감을 닫으세요. 세상으로부터 오는 정보를 차단하세요. 외부로 관심이 집중되면 내면의 자극을 느낄 수가 없어요. 조용히 앉아 눈을 감고, 소리를 듣지 않고, 생각을 버립니다. 그동안 습관적

50

으로 보고 듣고 생각하던 것을 '일단 정지'하는 거예요. 당연히 처음엔 안 됩니다. 감각을 닫으려 할수록 더 크게 울리고 상상의 날개는 더 활발해지죠. 먼저 집중하기 편한 방법을 한 가지 선택하세요. 생각을 전부 없애는 것보다 한 가지 생각에 집중하는 편이 쉽거든요. 한 가지 생각에 몰두하면 다른 감각이 점차 사라집니다. 몸과 마음이 고요하면 기를 느낄 수 있습니다.

명상 수련과 함께 기에 대해 틈틈이 공부하세요. 기는 음양과 오행, 그리고 한열로 나타납니다. 오행은 기운의 성격을 다섯 가지로 구분해 놓은 거예요. 이 세상의 가장 기본은 다섯 가지로 나뉘어요. 그 이상은 나눌 수가 없죠. 도형으로 치면 직사각형, 삼각형, 원, 정사각형, 역삼각형입니다. 이 세상 모든 것의 형태는 이 다섯 가지 모양이 조합된 결과물이죠. 맛도 신맛, 쓴맛, 단맛, 매운맛, 짠맛으로 다섯 가지입니다. 전국시대 추연이 오행의 상극관계를 이후 한 나라의 동중서가 상생관계를 정립합니다.

《태백일사》의 〈삼신오제본기〉에 오행 설명이 있어요. 이기동 교수는 《환단고기》에서 이렇게 설명합니다.

"물체의 가장 근본 재료는 기이다. 기 중에서 가장 먼저 만들어진 것이 수기(水氣)이다. 수기가 모든 물체의 근원이다. 기라고 하는 물질 혼자서 스스로 존재하지 않는다. 기가 있으면 기의 마음이 있고 의지도 있다. 언제나 함께 존재한다. 최초의 기인 수기를 태수(太水)라 했다. 태수는 먼저 북방에 자리 잡는다. 검은 색은 모든 색의 원형이다. 모든 색을 다 섞으면 검은 색이 된다. 수기가 모든 기의 원형이듯 수기의 색 또한 검은 색이다."

수는 물이에요. 위치는 북이고 검은색이지요. 맛은 짜고 계절의 분류로는 겨울입니다. 장부로는 신장, 감정은 공포심, 그리고 지혜에 해당합니다. 목은 나무의 기운을 의미해요. 맛은 시고 방향은 동쪽, 장부로는 간, 감정은 분노예요. 오행의 기운은 모두 이렇게 분류됩니다. 기감으로 오행을 분류할 수 있으면 따로 이론 공부를 안 해도 되죠. 그러나 처음엔 이런 이론 공부가 필요해요. 나침반이 되어 주니까요. 기준이 있으면 배우고 익히기가 쉽습니다.

오감에 의존해 살다 보니 기감을 상실했습니다. 그 결과 세상을 이해하는 폭이 좁아졌어요. 하지만 기감의 회복이 가능합니다. 우리에게 잠재된 능력이고 사용했었던 감각이니까요. 우선 오감을 닫습니다. 오감을 닫으면 기를 느끼기 쉬워요. 오행 분류법 공부는 이론적 토대를 튼튼하게 합니다. 기감 개발의 속도는 사람마다 달라요. 훈련의 양과 자질에 따라서 달라지죠. 학습법도 모두 똑같을 수 없습니다. 자신에게 가장 편하고 유용한 방법을 선택하세요.

8

기를 증명한 과학 실험이 있나요?

◆

과학은 우주 만물을 탐구합니다. 이론을 만들고 실험을 하며 이 세상의 진실에 다가가고 있어요. 기 역시 과학의 대상입니다. 하지만 특성상 다루기가 무척 어려운 분야예요. 다행히 과학기술의 발전과 함께 접근 방법도 다양해지고 있습니다. 중국의 역사는 기의 역사라고도 하죠. 그런 중국이 문화혁명이 끝난 후에는 기의 과학적 실험을 빠르게 진행했어요. 우수한 과학자와 뛰어난 기공사들의 노력으로 큰 성과가 있었습니다. 기의 물질화, 생물학적 역할, 기치료의 작용 기제들이 밝혀졌어요.

기의 과학 실험

1966년 5월 16일 문화혁명이 시작됩니다. 문화혁명은 어둡고 슬픈,

고통의 10년이었어요. 개혁이 아닌 문화숙청이었습니다. 문화 종교 교육 등 여러 부분에서 옛것이 부정당했죠. 문화재와 서적은 물론 문화 예술인의 삶도 파괴되고 위협당했습니다. 1976년, 모택동의 사망과 함께 문화혁명은 드디어 막을 내려요. 1978년에 등소평(1904~1997)이 사회주의 현대화를 선포합니다. 이후 중국의 개혁개방이 빠르게 진행됩니다.

문화혁명 기간에 기공과 기공사 역시 어둠에 묻혀 있었어요. 그러다 개방 정책과 함께 다시 조명 받습니다. 기는 오랜 세월 중국인의 삶 속에 녹아 있었죠. 기공의 유익함을 잘 아는 그들이에요. 기공의 폭발적인 인기는 자연스러운 현상이었습니다. 이때 젊은 과학자들이 전과는 다른 시선으로 기공을 대했습니다. 그들은 과학적 접근을 시도하죠. 중국 정부의 관심도 컸어요. 이런 흐름을 타고 기공은 중국 사회에 빠르게 확산되었습니다.

중국과학원 산하 '상하이 핵물리 물리연구소'에서 일하던 구(Gu Hansen)와 기공사 린(Lin Housheng)이 발공할 때 기공사의 손에서 나오는 적외선을 측정했어요. 〈기공에서 '기치료'에 대한 물질주의적 기반 조사의 예비실험 결과〉라는 제목으로 1978년《자연잡지》에 발표하죠. 과학적 장비를 갖춘 이들의 실험 결과는 많은 사람의 관심을 끌었습니다. 과학적 장비를 사용한 연구가 계속 이어졌습니다. 기공사의 손에서 나오는 초저음파 측정, 자장 측정, 발공 시의 기타 현상들이 밝혀졌어요.

기공의 과학화에는 첸쒀센 박사와 루 박사, 그리고 기공사 엄신 선생의 공로가 특히 컸습니다. 첸쉮셴 박사는 핵물리학자예요. 대륙간 탄도탄 개발에도 공로가 컸던 세계적인 학자입니다. 박사가 미국에서 중국으로 귀국을 희망할 때의 일화가 있어요. 미국 정부가 기계화 1개 사단이 가는 것과 같다고 반대했대요. 중성자탄 비밀을 훔쳐 갔다고 미국이 비난할 때는 이렇게 말했답니다. "우리에겐 첸 박사가 있는데 무슨 소리냐!" 첸 박사는 세계적인 과학자입니다. 한편 기의 과학적 실험을 시도하고 정립한 기학자이기도 하죠. 기는 과학과 모순되는 것이 아니었습니다. 핵물리학자에게도.

루(陸祖陰 1926~1992) 교수는 물리학 전공으로 핵실험 물리학자입니다. 이 분야의 이론과 기술을 생물학에 접목하는 연구도 했죠. 중병으로 몸이 약했던 그는 기공으로 건강을 회복한 것이 계기가 되어 기 연구에 동참합니다. 기공사 엄신 선생의 협조를 받아 다양한 실험을 진행했습니다. 엄신 선생은 양의사, 한의사이며 세계적인 기공사입니다. 난치병뿐만 아니라 각종 사고자의 치료를 포함해서 다양한 기공 실력을 보였어요. 엄신 선생이 루 교수와 함께한 실험은 기의 과학화에 큰 역할을 했습니다.

기는 물리적, 생리적 변화를 만들어요. 하지만 이것은 우리의 경험이며, 기공계의 주장일 뿐이었죠. 루 교수는 기가 물질의 분자구조에 변화를 일으킨다는 것을 과학적으로 증명했습니다. 첸 박사는 이렇게 말합니다.

"기공은 이제 부인할 수 없는 사실이다. 이로써 물질과 접촉하지 않고서도 물질에 영향을 줄 수 있으며 그 물질 분자의 성질과 형태를 변화시킬 수 있다는 점을 증명하였다."

방건웅 박사는 금속공학 전공 과학자이며 기학자입니다. 2005년 원광대학교 동양학연구소 발행한《동양학연구》〈기 과학 연구의 중요 쟁점〉에서 말합니다.

"물리적 반응의 대표적인 예로서는 DNA의 구조적 변화, 액정 분자 물질의 결정 구조 변화, 방사성 물질의 반감기 변화 등을 들 수 있으며, 목표 지향적이라는 것은 수천 km 떨어진 원거리에서도 대조군에는 영향을 미치지 않고 실험군에만 영향을 미칠 수 있다는 것을 뜻한다. 또한 양방향적이라는 것은 미생물의 증식을 촉진하거나 혹은 억제하는 방향으로 기공사의 의지에 따라 자유자재로 조절할 수 있으며 또한 원상태로 다시 되돌려 놓을 수도 있다는 것을 뜻한다. 위의 다양한 실험 결과들을 검토하면 기(氣)의 물질적 에너지적 실체를 인정하지 않을 수 없다."

기의 물리적 생화학적 변화

인체의 50~70%는 물입니다. 혈액은 85%가 물이죠. 물은 인체에서 커다란 비중을 차지해요. 만약 기로 물의 성질을 변화시킬 수 있다면?

당연히 건강에 영향을 줄 것입니다. 실험 결과, 기(氣)로 물질의 물리적 변화를 일으킨다는 것이 증명되었습니다. 물의 구조 변화도 나타났어요. 기공이 물의 성질을 바꾸는 것은 체험적으로 이미 알려져 있었죠. 물에 기를 넣어 약수로 만드는 것은 기공사들이 흔히 하는 일이에요. 물을 약수로 만들 뿐 아니라 술의 맛과 도수를 바꾸기도 합니다. 기로 처리하여 변화된 술맛은 일반인도 구별할 수 있습니다.

〈방출된 바이오 에너지(기)가 세포의 생화학적 기능에 미치는 영향〉은 1991년《미국 한의학 저널》에 실린 친쎈치엔 공저 논문입니다.

> "기공 마스터가 손바닥에서 생성한 '기'의 3~5미크론 적외선 스펙트럼은 Ⅲ-Ⅴ 화합물 반도체 InSb 검출기를 사용하여 측정되었다. (중략) 동일한 기공마스터로부터 방출된 '기'가 인간 섬유아세포 FS-4에 미치는 생화학적 효과를 조사했다. 촉진시키는 '기'는 24시간 동안 세포 성장을 1.8% 증가시켰고, DNA 합성을 10~15% 증가시켰으며, 2시간 동안 세포의 단백질 합성을 3~5% 증가시켰다."

기의 생명 활동

중국의 기공사 손추린 여사는 식물 대상의 실험을 많이 했어요. 땅콩을 열로 볶아서 거의 죽을 정도로 만든 후 다시 살리는 데 성공했습니다. 씨앗에 기를 주어 45분 후 3~4mm 정도 싹을 틔우기도 했어요.

씨앗의 발아는 한국에서도 공개된 적이 있죠. 1984년 11월 19일, 경상북도 교육위원회 상황실이었습니다. 당시 15세의 김성한 씨가 콩을 발아시켰습니다. 계란을 40분 만에 부화시키기도 했죠. 당시 그 자리에는 200여 명이 있었습니다. 감 씨를 손에 쥐고 4분 만에 발아시키는 모습도 여러 번 보여 주었다고 합니다.

기는 생명 활동에 관여합니다. 이것이 기치료의 효과로 나타납니다. 피부의 재생 주기는 보통 28일이지만 나이가 들수록 점점 더 길어져요. 그런데 기가 관여하면 세포 활동에 변화가 생깁니다. 세포분열을 촉진하여 회복이 빠르게 진행되죠. 기의 유전자 변형도 가능합니다. 2007년 콜롬비아에서 오리발 가진 닭이 자연적으로 태어나 큰 화제가 된 적이 있었어요. 수의사들은 유전자 변형 때문에 탄생한 것으로 보인다고 했죠. 기공사가 달걀에 오리의 기를 넣자 오리 발을 가진 닭이 태어난 기 실험도 있습니다.

초기의 과학 실험내용을 보았습니다. 경험으로만 알고 있던 사실들이 과학적 실험으로 입증되었어요. 세포 성장과 DNA 합성, 세포의 단백질 합성에 미치는 영향은 기치료의 효과를 증명합니다. 기는 물리적, 화학적, 생리적으로 다양한 영향력을 갖고 있어요. 이외에 식량 증진, 통신 수단, 미래 대체 에너지로서의 활용도 적극적으로 검토해야 할 때입니다. 기(氣)를 과학적으로 활용하려면 더 많은 실험 데이터가 필요합니다. 과학의 발전으로 기의 과학화를 기대해 봅니다.

9

기가 뭐예요?

◆

우주가 생기기 전에 일기(一氣)가 있었습니다. 일기는 창조의 배경이며 근원이에요. 있는지 없는지, 그것이 무엇인지 알 수 없는 상태에서 어느 때 변화가 생깁니다. 일기(一氣) 속에서 기(氣)가 움직였기 때문입니다. 기가 움직이면 비로소 무엇이 모습을 드러냅니다. 바다에서 파도가 생기듯 말입니다. 만물은 일기의 바다가 만든 기의 모습입니다. 그래서 기(氣)를 '현상계에 있는 모든 존재 또는 기능의 근원'이라 정의합니다. 이 외에 정보의 성질도 있습니다.

우주론과 기

우주의 탄생 이론 중에 빅뱅이론이 있습니다. 이 이론에 의하면 138억 년 전쯤에 어떤 움직임이 있었어요. 극도로 뜨겁고 작게 뭉쳐 있던 것이 폭발해서 우주가 생겼대요. 상상할 수 없이 뜨겁던 온도는 시간이 지나면서 내려갔고 화학적 변화가 일어났죠. 수소와 헬륨 그 외 원소들이 나타났어요. 그것들이 현재의 우리 우주를 만들었습니다. 그런데 우리가 볼 수 있는 물질은 우주 전체 질량의 5% 정도입니다. 나머지 95%의 정체는 아직 몰라요. 보이지 않는 물질을 암흑물질, 보이지 않는 에너지는 암흑 에너지라고 부릅니다.

만물의 근원을 찾던 과학자들이 진공에서 뭔가를 발견해요. 이들은 찰나의 순간에 나타났다 사라집니다. 그러던 중 카시미르 힘이 증명되죠. 진공 속에 두 장의 금속판을 마주 놓았더니 얼마 후 두 판이 붙은 실험이었어요. 누구도 건드리지 않았는데 말예요. 원인은 진공에서 생긴 에너지였습니다. 진공은 빈 공간이 아니었어요. 스웨덴 샬메르스 공대 연구진은 진공에서 빛을 붙잡는 데 성공합니다. 서울대 물리천문학부 안경원 교수팀은 진공 에너지를 형상화하는 기술을 개발합니다. 《동아 사이언스》는 2014년 3월 10일 자에 이렇게 실었습니다.

"먼저 지름이 170nm(나노미터, 1nm는 10억 분의 1m)인 구멍을 만들고 바륨 원자 빔을 초속 800m 속도로 쏴서 원자가 하나씩 통과하게 했다. 구멍을 빠져나온 원자는 진공 상태에 있는 거울 2개 사이를 지나면서 일정한 분포로 광자를 방출했다. 거울 사이에는 이미 진공 에너지가 파도처럼 산과 골을 가지며 분포돼 있는데, 원자가 이 분포에 따라 특정한 스펙트럼의 광자를 방출한다는 것. 연구진은 이를 종합해 진공 에너지의 3차원 분포도를 얻었다. 이 연구 결과는《네

이처》자매지《네이처 커뮤니케이션스》7일 자에 실렸다."

원자가 진공에서 에너지를 얻어 광자를 방출합니다. 광자로 전자·양전자를 만드는 실험도 성공했습니다. 진공에서 끊임없이 만들어지는 가상입자는 광자만이 아니었어요. 전자도 만들어집니다. 가벼운 광자나 전자만이 아니죠. 무거운 양성자와 중성자도 있습니다.

1933년 슈뢰딩거와 함께 노벨물리학상을 받은 디랙은 "진공은 빈 것이 아니라 에너지의 바다"라고 말했어요. 동양에서 '우주는 기의 바다'라는 말과 같은 맥락입니다.

동양에서 우주를 어떻게 설명했는지 보겠습니다. 우주가 있기 전에 혼원일기(混元一氣)가 있었습니다. 이것이 무엇인지 어떤 상태인지 우리로선 상상할 수 없어요. 일반적으로 '무엇이라 형용할 수 없는 태초의 한 기운'이라고 말합니다. 절대적인 상태여서 무극(無極)이라 해요. 《삼일신고》에서는 혼원일기를 이렇게 표현합니다.

"진정한 하늘은 형체나 질량이 없고, 시작과 끝도 없으며, 위아래와 동서남북의 사방도 없도다. 텅 비고 공허하되, 존재하지 않은 곳이 없고 포용하지 않은 것이 없다."

어느 때가 되자 태극(太極)이 나타납니다. 표준국어대사전은 태극을 "중국 철학에서 우주 만물의 근원이 되는 실체"라고 말합니다. 태극은 우주의 창조주입니다. 음과 양이 움직이면서 만물이 모습을 드러내죠. 과학의 영점장 이론에서 에너지는 극성화가 된 것이에요. 양의 극성화가 나타나면 양에너지이고 음이 극성화되어 나타나면 음에너지입니다. 일기(一氣)의 바다가 움직이다가 한쪽으로 치우쳐진 것과 같습니다. 이후에는 황극이 우주의 질서를 관장하죠. 무극, 태극, 황극은 하나입니다. 일기(一氣)의 다른 모습일 뿐입니다.

기, 우리 삶의 바탕

우주 공간은 만물이 탄생하는 곳입니다. 만물에는 당연히 인류도 포함됩니다. 현대 우주론은 빅뱅의 한 점으로부터 우주의 탄생을 말하고 있어요. 태초의 한 점은 우주의 팽창과 함께 전 우주에 펼쳐졌죠. 한 점에서 시작한 이 세상은 한 점의 확장입니다. 홀로그램 이론에 따르면 부분은 전체의 정보를 갖습니다. 우주의 한 부분인 인간은 우주 전체의 정보를 갖습니다. 동양에선 이것을 오래전부터 알고 있었어요. 건강하고 행복한 삶을 위해 이 지혜를 활용했죠. 힐링타오 센터의 만탁 치아 선생은 《치유 에너지 일깨우기》에서 말합니다.

"도교 수행자들은 무제한적인 에너지원을 찾는 과정에서 생명을 둘러싸고 있는 신비에 부딪쳤고, 이를 풀기 위해 인간의 내부에 주의를 기울이기 시작했다. 그들은 내부의 우주를 발견했고, 내부의 우주가 외부의 우주를 완벽하게 반영하고 있음을 알게 되었다. 그리고 우리가 외부의 우주에 연결되기 위해서는 먼저 내부의 우주를 제어해야 하며, 내부의 우주란 바로 우리 몸 안에 흐르고 있는 에너지 흐름인 기라는 것을 알게 되었다."

일기(一氣)는 만물의 근원이며 바탕입니다. 일기(一氣)의 바다에 뭔가 나타납니다. 작고 큰 파도와 물거품이죠. 파도를 만드는 것은 이(理), 기(氣), 기(機)입니다. 이(理)는 컴퓨터의 소프트웨어이고 기(機)는 컴퓨터 본체인 하드웨어로 비유할 수 있어요. 기(氣)는 컴퓨터를 작동하게 하는 동력으로서의 전기와 같아요. 사람으로 비유하면 이(理)는 마음입니다. 기(機)는 몸입니다. 기(氣)가 마음과 몸을 연결해서 생명체가 됩니다. 장자는 "사람의 태어남은 기의 모임이다. 기가 모이면 삶이 되고 기가 흩어지면 죽음이 된다"고 했습니다.

"각국에서 참가한 저명한 학자 약 50명이 분과 토의가 없는 학제적인 전체 토의에 도전한 것이었다. 갖가지 의론이 나오고 입씨름의 불꽃이 튀는 5일간의 토의 가운데서 최대의 초점이 된 것이 '기'를 둘러싼 논쟁이었다. 동양적인 기의 개념을 귀로 듣고, 그 과학적 계측에 관한 보고에 접하며, 기를 조종하는 무술의 묘기를 눈으로 직접 보고는 어리둥절하다 못해 몹시 곤혹스러워하던 서양인 학자들의 얼굴을 나는 잊을 수가 없다."

마루야마 선생은 1984년 11월 초순 쓰쿠바 대학에서 열린 국제 심포지엄의 분위기를 이렇게 표현합니다. 혼란스럽기는 동양과 서양이 마찬가지였다고 하네요. 동양의 학자들은 기의 이해와 표현이 천차만별이었습니다. 서양의 과학자들은 기가 낯설었습니다. 그런 그들이 한 자리에 모인 거예요. 모두 얼마나 곤혹스러웠을까요? 지금은 그때보다 많이 발전했죠. 실험과 연구를 통해 기의 설명과 이해가 좀 더 쉬워졌어요. 그러나 여전히 난감한 대상입니다. 기(氣)는.

기는 다루기 참 어려운 주제예요. 그러다 보니 설명이 억지스러울 때가 있네요. 이런 모습이 때로 비웃음을 사기도 합니다. 그렇지만 이런 노력을 무가치하다고 할 수는 없죠. 우리는 진리를 찾아가는 중입니다. 길을 잘못 갈 때도 있고 헤맬 때도 있어요. 정글을 헤쳐가다 보니 생기는 일입니다. 쉽지 않습니다. 그러나 한 걸음씩 앞으로 나가고 있습니다. 과학적 연구 결과도 계속 축적되고 있어요. 현재까지의 기의 정의는 '만물의 존재와 기능의 근원'입니다. 기를 빼고 우주와 인생을 말할 수 없습니다.

10

기 공부는
어떤 마음으로 해야 하나요?

◆

《논어》에 이런 글이 있습니다. "태어나면서부터 아는 사람이 최상
이고, 배워서 아는 사람은 그 다음이며, 곤란한 경험을 통해서 배우는
사람이 그 다음인데, 곤란을 겪으면서도 아무것도 배우지 않는 사람
은 최하등이다." 정말 공감이 가는 말씀입니다. 공자는 "나는 태어나면
서부터 곧 만사를 안 것이 아니고, 옛것을 좋아하여 성실하게 노력하
여 그것을 구한 자이다"라고 스스로에 대해 말했죠. 비록 최상이 아니
었어도 공자는 성인의 반열에 올랐습니다. 배우는 사람이 간직해야 할
귀한 말씀입니다. 기 공부에도 똑같이 적용됩니다.

《논어》가 말하는 배우는 자세

타고난 능력은 사람마다 차이가 있습니다. 일반 사람이 한 시간 할 일을 10분에 끝내는 사람이 있어요. 30분 걸리는 사람도 있죠. 남보다 2배의 시간이 필요한 사람도 있어요. 능력에 따라 일의 효율성은 다릅니다. 타고난 자질과 능력이 많은 사람이 부러운 건 당연해요. 그렇지만 마음 상하지 마세요. 능력이 남보다 2배라고 해서 2배로 더 행복한 건 아니거든요. 내가 바꿀 수 없는 것 때문에 마음 상하지 말고 내가 바꿀 수 있는 것에 집중하세요.

《논어》에 의하면 배워서 아는 사람은 두 번째 순위입니다. 첫 번보다 하위예요. 공자님도 두 번째 순위였죠. 태어나면서부터 아는 최상의 조건이 아니었어요. 태어난 가정환경도 열악했고 역사의 소용돌이 속에서 힘들게 살아야 했습니다. 그러나 배움을 이루었습니다. 성인의 반열에 올랐지요. 배우려고만 하면 누구나 언제나 어디서나 배울 수 있어요. 배움은 마치 사방에 널려 있는 보물과 같아요. 줍는 사람과 줍지 않는 사람의 차이가 있을 뿐입니다. 배우는 자세 자체가 곧 재산입니다.

세 번째 순위는 곤란한 경험을 통해서 배우는 사람입니다. 살다 보면 피하거나 도망치고 싶은 순간들이 참 많아요. 무엇을 결정해야 하는 순간은 늘 당혹스럽죠. 결정 후 실행하는 과정도 난감하긴 마찬가지입니다. 무엇이 옳은지, 무엇이 좋은지, 막막할 때가 한두 번이 아닐 거예요. 모두 처음 걸어가는 인생길입니다. 누군들 쉽겠습니까? 이런 상황들이 싫고 피하고만 싶을 거예요. 하지만 그러지 마세요. 황금 열쇠는 이럴 때 발견되곤 하니까요.

곤란함의 정도가 심할수록 더 큰 것을 이룬 사람들이 있죠. 우린 그들을 위인이라 불러요. 우리의 역사는 이런 위인들의 수고에 힘입어 발전했습니다. 다른 모습의 위인도 있어요. 비록 위인전에 실리지는 않지만 우리는 모두 자신의 영웅입니다. 생명의 호흡을 이어가는 삶의 순간들이 곧 영웅의 모습입니다. 타고난 능력이나 자질로 최상과 최하를 나누는 것은 의미 없습니다. 태어나면서부터 아는 사람, 배워서 아는 사람, 곤란한 경험을 통해서 배우는 사람 모두가 훌륭합니다. 다만, 곤란을 겪으면서도 아무것도 배우지 않는 사람은 최하등이지요.

《논어》로 풀어 본 기를 공부하는 자세

《논어》의 이 말씀이 기를 배우는 사람에겐 어떻게 적용될까요? 똑같이 풀어도 좋습니다. "태어나면서부터 기를 아는 사람이 최상이고, 배워서 기를 아는 사람은 그 다음이며, 곤란한 경험을 통해서 기를 배우는 사람이 그 다음인데, 곤란을 겪으면서도 기를 배우지 않는 사람은 최하등이다." 여기서도 물론 등급의 우열에 의미 둘 필요는 없습니다. "곤란을 겪으면서도 기를 배우지 않는 사람은 최하등이다." "나는 성실하게 노력하여 그것을 구한 자이다." 이것만 잘 기억하세요!

"태어나면서부터 기 능력이 뛰어나고, 배우면 배우는 대로 향상하며, 그 실력으로 세상을 이롭게 할 수 있다면!" 입으로 소리 내어 말하지는 않더라도 모든 기공사의 바람일 거예요. 타고 난 자질이 있는 사람과 없는 사람은 결코 같을 수 없어요. 같기를 바라면 안 됩니다. 희망한다고 목적이 다 이루어지지는 않죠. 타고난 자질과 체력이 필요합니다. 어떤 스승님과 도반을 만나는가에 따라 달라집니다. 경제력과 주위 환경 역시 중요해요. 여기에 본인의 노력이 더해져서 종합적인 결과가 나옵니다.

나의 조건들이 나쁘다고 낙담하진 마세요. 같이 출발해서 같은 시각에 같은 목적지에 도달하지 못하는 것뿐이에요. 기의 세계는 크고 깊어요. 각자 도달하는 목적지가 어디든지 모두 다 놀라게 될 겁니다. 누구에게나 만족스러울 거예요. 남보다 조금 더 빨리, 멀리 가는 것은 중요하지 않아요. 지금 중요한 것은 어떻게 시작하는가 하는 것이죠. 대답은 "첫발을 내밀면 된다"입니다. 그것은 기를 알고자 하는 마음이에요. 왜일까요? 어째서 알고자 하는 마음만 있으면 기의 세계에 입문하게 될까요? 왜냐면요. 우리가 이미 그 세계에서 살고 있기 때문이죠.

우리는 기의 세계에 살고 있습니다

물고기가 물에서 살고 있듯이 우리는 이미 기의 세계에서 살고 있습니다. 이것을 모르는 이유는 기감이 약하기 때문이에요. 감각 능력이 약해진 것이지 기가 사라진 것은 아니죠. 기는 온 삼라만상에 존재하고 있어요. 기감을 일깨우면 다시 기를 느낄 수 있습니다. 기 공부의 속도는 사람마다 차이가 있습니다. 하지만 그것은 전혀 문제되지 않습니다. 속도의 차이가 있을 뿐, 누구나 다 기의 세계를 경험하고 즐길 수 있으니까요.

보이지도 않고 만질 수도 없고 또 과학적이지 않아 기를 못 믿는다고 합니다. 그런데 자신의 눈과 귀는 믿을 수 있나요? 감각기관의 오류와 착각은 이미 다 알려졌어요. 인간의 오감은 백 퍼센트 신뢰할 수 없습니다. 그리고 기가 안 보이고 안 느껴진다고요? 직접 해보세요. 진짜 안 보이는지, 안 느껴지는지! 해보면 압니다. 기의 실존에 대해 시시비비를 가리느라 시간 낭비하지 않아도 됩니다.

과학적이지 않다는 말 또한 타당하지 않습니다. 기 과학은 이미 여러 종류의 실험 데이터를 갖고 있어요. 기를 거짓 또는 미신이라 믿는 마음이 기의 과학적 결과들조차 전부 무시합니다. 대중의 관심은 초능력 시연에 호기심을 보이는 정도지요. 사실 기를 몰라도 일상생활에 지장은 없어요. 지구가 시속 몇 km로 자전하는지, 몇 km로 공전하는지 몰라도 괜찮은 것처럼요. 지구가 태양을 한 바퀴 돌면 일 년인 것만 알면 됩니다. 이것조차 몰라도 상관없겠네요.

여행을 좋아한다고 외국에 꼭 가야 할 필요는 없지요. 국내에도 좋은 여행지가 많잖아요. 손꼽을 수 없이 많습니다. 게다가 우리나라는 4계절이 있어요. 봄 여름 가을 겨울, 계절 따라 변하는 아름다움까지 즐기려면 열심히 다녀야 해요. 그렇다고 외국 여행 가는 사람을 비난하진 마세요. 외국에는 그곳의 아름다움이 있고 그것의 가치가 있으니까요. 외국 좋아하다 정작 국내는 모르는 것 아니냐고 걱정하는 분도 있네요. 걱정 마세요. 해외로 여행 가는 사람이 국내 여행은 안 하겠어요?

세상은 크고 넓어요. 자신이 원하는 대로 선택하며 살면 됩니다. 기를 공부하거나 안 하는 것 역시 각자의 선택이에요. 하지만 세상은 아는 만큼 보이죠. 삶의 질이 달라집니다. 기는 우리의 근원에 대해, 행복한 삶에 대해 답해줍니다. 무시하면 안 되는 중요한 부분이에요. 기를 배울 때 자신의 재능이나 실력을 걱정할 필요는 없어요. 누구나 자신이 만난 기의 세계에 만족할 거예요. 지금 할 일은 한 발 앞으로 내딛는 것입니다. 열린 마음으로 성실하게!

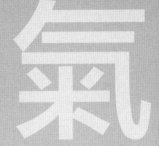

제2장

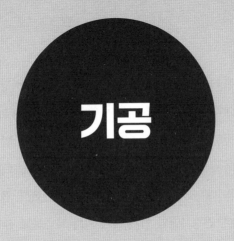

기공

11

기공이 뭐예요?

◆

건강하게 오래 살기를 바라는 마음은 모든 인류의 소망이지요. 고대의 중국인들 역시 무병장수를 꿈꾸며 양생법을 발전시켰습니다. 도인법, 내단법, 행기법, 토납법, 존상법, 그 외도 다양한 방법들이 있어요. 이것을 중국의 유귀진 선생이 기공이란 용어로 정리했죠. 기공(氣功)은 기에 공을 들인다는 뜻이에요. 기는 인체 내에서 생명 물질과 에너지로 작용합니다. 건강하려면 인체 내에 기가 가득하고 잘 순환해야 해요. 그러니 기(氣)에 공(功)을 들여야만 합니다. 먹고 마시고 잠자는 일상과 마음가짐 모두가 기공의 대상이지요. 기공은 인체의 기를 잘 운용하여 무병장수를 실현하는 방법입니다.

고대 중국의 기공 역사

'기공'이란 단어는 1953년에 유귀진 선생이 《기공요법실천》을 출간한 이후부터 쓰였습니다. 단어의 사용은 70여 년 정도밖에 안 됩니다. 하지만 기공의 실제 역사는 인류와 함께였어요. 다친 곳을 감싸거나 관절을 부드럽게 움직이는 행동은 치료에 도움됩니다. 굳은 부위를 누르거나 호흡을 조절하는 것도 자연스러운 반응이죠. 기공은 본능적인 행동에서 시작되었고 이런 경험들이 이론으로 정립되었습니다. 춘추전국시대의 제자백가 사상은 여기에 학문적 깊이와 다양성을 더했어요. 전국시대 초기의 것으로 보는 《행기옥패명》에는 몸 안에서 기운을 돌리는 방법이 적혀 있습니다.

《황제내경》, 《여씨춘추》, 《노자》, 《장자》에도 기공과 관련된 내용이 있습니다. 수련하는 모습이 그려진 유물도 있습니다. 1972년 장사에서 마왕퇴한묘가 발굴되었죠. 3,000점이 넘는 유물이 나왔는데 그중엔 〈도인도(導引圖)〉 44폭도 있었습니다. 이 〈도인도〉는 약 2,100년 전, 가장 오랜 보건 운동 그림입니다. 《고려대한국어대사전》의 도인법 정의입니다.

"도교에서 선인이 되기 위한 양생법의 하나. 기를 몸 전체의 구석구석에까지 스며들게 하는 것을 강조하는 수양법으로, 정좌, 마찰, 호흡 등을 행한다."

이제 유명한 명의 화타가 등장합니다. 화타는 오금희를 만들죠. 오금희(五禽戲)는 호랑이 사슴 곰 원숭이 새, 다섯 동물의 움직임을 따라 만든 동작이에요. 문지도리(문짝을 여닫을 때 문짝이 달려 있게 하는 물건)는 좀이 슬지 않습니다. 흐르는 물은 썩지 않지요. 움직이지 않으면 좀이 슬고 썩어서 사용할 수 없게 됩니다. 동공(움직이며 하는 기공)은 몸을 움직여 근육과 뼈를 단련시키며 기운 순환을 원활하게 합니다. 이후 위진남북조 시대에는 중국 무술의 양대 문파가 등장합니다. 무술 기공인 불가의 소림파와 도가의 무당파입니다.

현대 기공의 흐름

명청 시대에는 의학 분야에서 기공의 응용이 활발했어요. 기공이 포함된 의학 서적이 많이 출간되었죠. 꾸준히 발전해 오던 기공은 근세에 주춤합니다. 잦은 전쟁과 혼란한 분위기 속에서 기공이 발전할 수는 없었어요. 그러다 1949년 10월에 중화인민공화국이 수립됩니다. 사회는 점차 안정되어 갔습니다. 하지만 중국 사회의 보건과 의료는 심각한 상태였어요. 오랜 세월 동안 양생법을 발전시켜 온 중국 사회입니다. 기공의 유용함을 잘 알고 있는 그들입니다. 안전하고 의료비 지출이 적은 기공에 관심을 갖는 사람이 늘어났습니다.

기공의 현대적 기초를 다진 사람은 유귀진 선생이에요. 선생은 자신의 지병을 기공으로 완치한 후 본격적으로 기공을 수련하며 연구에 힘썼어요. 여러 고문헌을 조사 연구하여 1953년에 《기공요법실천》을 출간합니다. 그리고 1954년에 '탕산 기공요양원'을 설립합니다. 기공의 치료 성과가 뛰어나게 나타나자 이어 두 번째 기공요양원도 개설해요. 기공요양원은 시대적 상황과 맞물려 짧은 기간 안에 큰 성장세를 보였습니다. 2년 동안 중국 전역에 약 70여 개의 기공 의료시설이 개설되었습니다.

당시 '궈린(곽림) 기공'이 대중 사이에 큰 인기였어요. 곽림은 여성 화가인데요. 그녀는 자궁암에 걸려 시한부의 삶을 살다가 기공으로 건강을 회복했죠. 이후 자신이 했던 공법을 대중에 소개하며 암 환자의 치유를 도왔어요. 이 공법은 암 치료에 아주 효과적이어서 항암기공으로 불려요. 기공의 치료 효과가 확인된 병은 암뿐이 아닙니다. 1959년 중국 정부 위생부의 지원으로 '제1차 전국 기공 경험 교류'가 개최되었는데요. 고혈압, 위궤양을 비롯해 50여 종 이상의 질병에 대한 기공의 유효성이 확인되었어요. 현대적 과학 장비를 이용한 실험에서 '기는 물질적인 존재'임도 증명되었죠.

기공의 종류

기의 연구는 기 자체에 대한 연구와 기의 효과적 활용을 위한 연구로 나눌 수 있어요. 일반인은 양생법으로서의 기의 활용에 관심이 많습니다. 양생법(병에 걸리지 않도록 건강관리를 잘하여 오래 살기를 꾀하는 방법: 《표준국어대사전》)의 기공은 종류가 다양합니다. 각 지역의 환경적 특성과 역사적 배경에 따라 발달 모습이 다르죠. 수련 방법은 공법 혹은 연공법(練功法)이라 불러요. 공법 역시 목적에 따라서, 유파에 따라서 독자적인 길을 걸었습니다. 그 과정 중에 서로 영향을 주고받기도 했죠. 현재 알려진 공법만도 대략 3천 개 정도라고 합니다. 숫자는 많지만 몇 가지로 크게 구분할 수 있습니다.

- 도인: 건강 체조, 안마와 호흡법이 포함됩니다.
- 연단: 불로장생의 약인 단(丹)을 만드는 기술로 외단과 내단이 있습니다.
- 행기: 인체의 기를 잘 돌게 하는 방법입니다.
- 존상: 심신을 안정시켜 한 가지 사물만 생각합니다.
- 벽곡: 금식하거나 특정 식물만 섭취, 혹은 불로 조리하지 않고 생식합니다.

- 수련하는 자세에 따라 서서 하는 참장공, 앉은 자세의 좌공, 누워서 하는 와공
- 움직임이 없는 정공과 신체를 움직이면서 하는 동공
- 유파에 따라서 도가에서 나온 도가공, 불가에서 나온 불가공, 무술계통의 무가공 등
- 기의 성질에 따라 의료기공인 부드러운 연기공과 강한 무술기공인 경기공

중국은 1979년 이후 두 차례의 기공 대논쟁을 거쳐 이렇게 정의했습니다.

"기공이란 기의 흐름을 정상적으로 유도하여 심신의 건강을 도모하기 위한 동양체육학의 집대성이다. 기는 사람의 오관을 통해 감촉하는 형태와 의지력, 영감, 심체로써 느끼는 형태로 존재하며, 이 두 가지가 서로 간섭 교차하여 변화를 꾀한다. 사람은 인체 내의 경락을 열어주는 기공의 3조를 통해 인체 내외의 기를 잘 조화시켜 심신 긴장 완화, 도덕 수양, 지력과 특수능력개발, 질병 예방을 통한 무병장수를 꾀한다."

12

선도는 어떻게 발전했나요?

◆

선도(仙道)는 신선도라 해서 신선이 되기 위해 닦는 도입니다. 신선이 되는 방법이지요. 우리가 생각하는 신선은 늙지 않고 죽지도 않는 초인입니다. 신선의 삶은 사람들의 오랜 꿈이었어요. 그러나 선도의 목표는 단순한 불로장생이 아니에요. 선도의 진정한 의미는 수행과 실천입니다. 수행으로 우주 만물의 원리를 깨닫고 그것을 삶에서 실천하는 것이죠. 우리나라의 선도는 건국 신화에서부터 시작합니다. 민족정신의 바탕입니다.

선도(仙道)의 배경

우리의 선도 역사는 건국 신화에서 시작됩니다.《삼국사기》17 고구려 본기 동천왕조에 '평양자본선인왕검지택'이란 글이 있어요. 신채호는《조선상고문화사》에서 "고구려사의 평양자(平壤者) 선인왕검지택(仙人王儉之宅)은 곧 선사(仙史)의 본문이니, 단군이 곧 선인의 시조라, 선인은 곧 우리의 국교이며, 우리의 무사도이며, 우리 민족의 넋이며 정신이며, 우리 국사의 꽃"이라 하였습니다.《삼국유사》에 나오는 고조선의 건국 내용을 보겠습니다.

환인은 하늘 신입니다. 그의 아들 환웅이 세상에 내려왔습니다. 환웅은 신시에 나라를 세우고 인간 세상을 널리 이롭게 했어요. 이때 곰이 쑥과 마늘을 먹으며 수행을 한 후 인간이 됩니다. 그녀는 환웅과 혼인하여 단군(檀君)을 낳지요. 신과 인간의 결합이에요. 단군은 하늘의 뜻대로 나라를 다스립니다. 홍익인간(인간 세상을 널리 이롭게 하다) 하고 재세이화(인간 세계를 다스리고 교화하다) 합니다. 1,500년 일을 마친 뒤 단군은 아사달산으로 갑니다. 산에서 선인으로 지내다가 후에 산신이 되죠.

단군의 삶에는 신, 왕, 선인, 신의 흐름이 있어요. 이야기의 전개로 볼 수 있지만 단군의 전체적인 의미기도 합니다. 단군은 신의 혈통입니다. 한편 수행을 잘 마친 웅녀의 아들로서 수행자의 혈통이기도 하지요. 왕의 임무를 다한 후에는 산으로 들어가 선인이 되고 후에 산신이 되었어요. 신선(神仙)은 신인(神人)과 선인(仙人)이 합해서 만들어진 단어예요. 단군은 신인이며 선인이고 진정한 신선입니다. 우리는 그의 자손입니다. 이것이 우리나라 신선 사상의 배경입니다.

우리나라 선도의 역사

　기록에 따라 환인을 시작으로 하거나 혹은 단군을 시작으로 합니다. 이후 문박씨(文朴氏)로 전해진 선도는 을밀로 이어져요. 그리고 고구려, 백제, 신라 3국에서 각기 맥을 이어갑니다. 신라에는 4선이 있는데 영랑, 술랑, 남랑, 안상입니다. 영랑 이후 안류, 보덕, 도선, 최치원, 위한조, 편운자를 거처 도맥이 자신에게 이어졌다고 조선 중엽의 조여적은 《청학집》에서 말하죠. 선도에 관련된 자료는 많지 않아요. 전해오는 이야기 가운데는 서로 다른 주장도 많습니다. 부족한 자료와 입증할 수 없는 주장들 속에서 정확한 내용은 알 수는 없습니다.

　남아있는 유적이나 전해오는 이야기로 중심 사상을 엿볼 수 있어요. 명산에는 신선봉이 있습니다. 어느 사찰에나 산신각, 삼성각이 있죠. 곳곳에 선도와 관련된 지명도 많습니다. 할머니의 옛날이야기는 모두 신선과 관련 있어요. 《홍길동전》, 《전우치전》, 《정감록》, 《토정비결》 등등. 우리의 삶의 바탕엔 신선 사상이 있습니다. 신라의 화랑 역시 선도의 중요한 자료예요. 신라 유적 중에 화랑 난랑을 기념하는 비석이 있는데요. 최치원이 글을 썼는데 화랑도를 이렇게 말합니다. "우리나라에는 현묘한 도가 있는데 이를 풍류라 한다." 화랑도를 원화도, 풍류도, 풍월도, 국선도라고도 합니다.

　진흥왕이 570년에 화랑제도를 만들었어요. 화랑의 기원은 단군시대의 국자랑(國子郎)으로 봅니다. 《환단고기》는 말합니다.

"11세 단군 재위 원년 경인년(B.C. 1891) 12명산 중에 최적지를 골라 국선소도國仙蘇塗를 설치하였다. 13세 단군 홀달 재위 20년 무술년 (B.C.1763)에는 소도(천신을 제사 지내던 성역)를 많이 설치하고 천지화를 심었다. 결혼하지 않은 자제들에게 독서와 활쏘기를 익히게 하고, 국자랑이라 했다. 국자랑이 외출할 때는 머리에 천지화를 꽂았기 때문에 당시 사람들이 천지화랑이라 불렀다."

단군시대 국자랑에서부터 이어진 선풍의 화랑입니다. 명산대천을 다니며 심신을 수련하고 효(孝)와 충(忠)을 키워 삼국통일의 인재가 되었지요. 그런 화랑이 역사의 소용돌이 속에서 위기를 맞습니다. 신라의 삼국통일 이후 왕권 강화의 과정에서 힘을 잃어요. 후에는 귀족의 사병집단으로 변했습니다. 화랑의 정신인 선도 역시 세상에서 모습을 감추죠. 선도는 공개적으로 나설 자리가 없었습니다. 개인 수련에 치중하였고 은밀하게 이어져 갔어요. 일부는 중국의 도교에 흡수됩니다.

우리나라 선도의 맥은 두 갈래예요. 우리 고유의 선도와 중국에서 들어 온 도교입니다. 당(唐) 고조가 624년에 고구려에 도교를 전합니다. 당에 유학한 당대 지식인들의 활동도 왕성했어요. 김가기의 학문과 성품은 당나라에서도 인정받습니다. 그는 중국 도교에서 인정한 신선으로 진선의 칭호를 받아요. 최승우와 후에 의상대사가 된 승려 자혜, 최치원은 중국 8선인 중 한 명인 종리권에게 도교 수련을 배웠고 국내에서 제자를 양성합니다. 당 유학생을 중심으로 한 양생 단학파는 이렇게 도맥을 형성하죠. 최치원은 국내 단학파의 시조로 불려요.

단학

고려시대 불교의 융성은 선가를 불교에 흡수하거나 은둔하게 했습니다. 그럼에도 불구하고 곽여, 강감찬, 명법 등의 뛰어난 선도 인물들이 있었어요. 삼국시대부터 행해 온 팔관회도 계속 거행했습니다. 우리 민족 고유의 전통의례와 불교의례가 결합된 종교 행사이자 거대한 축제였죠. 조선 시대에는 국가적인 제천행사로 마니산에서 초제를 치렀어요. 단군의 정신을 기렸지만 국가의 통치이념은 유가였어요. 불가와 선가는 숨을 죽여야 했습니다. 선도는 무속신앙과 풍속으로 여겨졌어요.

이런 환경에서도 일부 지식인 사이에는 수련문화가 퍼져 있었어요. 이퇴계는 단전호흡과 도인법을 수련했지요. 현재도 전해지는 유명한 '활인심방'입니다. 이율곡은 《도덕경》을 학문적 입장에서 번역했어요. 서화담도 선도 수련자였고 김시습, 정렴, 전우치, 권극중, 곽재우 같은 인물들이 있었죠. 구한말의 위기 속에서 선도의 정신이 강하게 일어났고 민족 종교들이 민중의 마음을 모았습니다. 그러나 일제의 민족정신 말살 정책으로 다시 침체됩니다. 해방 이후에는 서양 문물에 밀려 잊혔지만 1980년대, 소설 《단》이 큰 관심을 받죠. 임채우 선생은 〈한국선도와 한국도교〉 논문에서 말합니다.

'한국 도교' 하면 중국 도교와의 관계 속에서 형성된 개념이지만 '한국 선도'라고 하면 이는 중국 도교와는 다른 독자적인 의미와 내용을 갖는 개념이 된다. 특히 우리나라에는 단군 이래로 중국 도교와는 다른 고유(固有) 신선사상이 존재해왔었고, 특히 일제강점기(日帝强占期) 이후로는 한국의 고유 신선사상이 중국 도교의 기원이 되었다는 견해도 등장한 바 있다. 중국 도교의 뿌리가 한국에 있는지의 여부는 아직 단정할 수 없다고 해도, 우리 민족 고유의 신선사상이나 선도(仙道)사상이 존재해왔다는 것은 큰 무리가 없다고 할 수 있다. 여기에서 우리는 중국의 도교와 구별되는 독자적인 신선사상의 전통으로서 '한국선도(韓國仙道)'란 개념의 정당성을 얻을 수 있다.

중국의 《산해경》에 고조선의 옛 이름인 발해가 선인국(仙人國)으로 표현되어 있습니다. 우리나라는 중국에서도 인정한 신선의 나라였어요. 선도는 우리 민족의 건국 사상이자 중심입니다. '홍익인간'과 '재세이화'를 건국이념으로 삼은 통 큰 민족입니다. 유교 불교 도교가 생기기도 전인 고조선 시대부터 선도의 깊은 정신이 있었습니다. 우리 민족의 정신적 깊이를 보여주는 부분입니다. 현재 선풍은 침체되었지만 선도는 우리의 뿌리입니다.

13

중국의 선도 역사는?

◆

우리나라와 중국은 이웃입니다. 자연스럽게 서로 영향을 주고받으며 살아왔죠. 문화, 종교, 철학 모든 면에서 그렇습니다. 여기에 선도의 역사도 포함됩니다. 우리나라와 지리적으로 가까운 산둥 지방에서 신선 문화가 흥하였습니다. 선도와 토속신앙, 그 외 사상과 종교성이 더해져 도교는 민족 종교로 발전합니다. 도교의 발전 속에서 선도는 계속 변화 발전할 수 있었죠. 선도 수련은 양생법으로써 현재까지도 중요한 위치를 차지하고 있습니다.

중국 선도의 시작

중국의 선도는 황제에서 시작합니다. 황제는 약 5,000년 전의 인물이라고 해요. 배달국의 치우천왕과 싸워 중국을 세운 중국의 시조로 후에는 신선이 되었다고 합니다. 선인 광성자에게 신선술을 배웠는데, 광성자는 환인에게 선도를 가르친 명유의 스승이에요. 이 관계는 우리 선도의 맥을 중국과 연결시키려는 의도로 보는 학자도 있어요. 황제와 치우의 이야기는 《한단고기》와 사마천의 《사기》에 나옵니다. 이들에 대한 의견은 학자마다 다양해요. 확증된 것은 없지만 그렇다고 무시할 수도 없습니다.

산동성은 지리적으로 우리나라와 가깝습니다. 중국이 우리에게서 선도를 배웠다는 기록도 있습니다. 갈홍(283~343)은 《포박자》에 이렇게 적었습니다. "옛날에 황제가 있었는데, 동(東)으로 청구(靑丘) 땅에 이르러 풍산(風山)을 지나서 자부 선생을 만나 《三皇內文(삼황내문)》을 받았다." 유명한 방사 중 많은 사람이 이곳 제나라 출신입니다. 청구는 중국의 동쪽에 있는 나라를 부르던 명칭입니다. 풍산은 백두산이에요.

도교

도가(道家)와 도교(道教)는 다릅니다. 도가는 노자와 장자의 무위자연(無爲自然;자연에 맡겨 덧없는 행동은 하지 않음) 명리무시(名利無視; 명예와 이익을 추구하지 않음)의 사상입니다. 도교는 원시 무속에 신선방술과 도가의 사상을 첨가한 중국의 종교예요. 신선이 되는 신선방술은 전국시대에 크게 유행했어요. 신선이 되는 방법을 연구하는 것을 방선도라 합니다. 연구자들을 방사(方士; 신선의 술법을 닦는 사람)라고 불렀습니다.

중국의 도교학자인 이원국 교수는《도교기공양생학》에서 말합니다.

"도교는 중국 고대의 종교 신앙을 기초로 하여 '도(道)'를 최고 신앙으로 삼고 신선학설을 중심으로 삼으며 성명쌍수(性命雙修;몸의 수련과 마음의 수련을 함께함)를 수단으로 하여, 현재의 삶에서 불로장생을 추구하는 종교라고 말할 수 있다."

도교의 시작은 후한 시대 장도릉(34~156)의 오두미교(천사도)입니다. 황제와 노자를 교조로 하고《도덕경》을 경전으로 삼았어요. 황로사상, 황로교, 황로도라고도 부릅니다. 김성환 선생은 〈황로도 연구〉 논문에서 말합니다. "사상의 기원과 사조의 계보로 볼 때, 황로도는 초월적 불멸을 추구했던 동방의 샤머니즘 문화와 현세적 이상을 추구한 중국 문화의 이종교배로 태어났다. 다시 말해, 그것은 동방에서 건너온 샤머니즘 문화가 중국화되어 출현한 한대(漢代)의 독특한 시대사조였다고 할 수 있다"

중국 선도의 흐름

신선이 되는 방법은 크게 외단(外丹)과 내단(內丹)으로 구분합니다. 신선이 될 방법을 몸 밖에서 찾는 것이 외단입니다. 진시황은 오래 살고 싶었어요. 방사들에게 불로초를 구해 오라 합니다. 방사 서복이 삼신산 신선에게 가서 불로초를 얻어 오겠다고 했어요. 삼신산은 도교에서 신성시하는 산이지요. 삼신산이 있는 우리나라는 신선의 나라였어요. 서복은 우리나라 여러 곳을 다녔고 자신의 흔적을 남겼습니다. 서귀포는 서복이 서쪽으로 돌아간 포구라는 뜻이에요. 중국 선도의 흔적이 현재까지 지명으로 남아 있습니다.

사람들이 불로초를 구하려 애썼지만 구할 수가 없었어요. 구할 수 없는 불로초 대신에 약을 직접 만들어봅니다. 이런저런 시도가 있었어요. 사실인지 아닌지는 모르지만 성공한 사람도 있다고 합니다. 그런데 약을 먹은 사람들이 목숨을 잃는 사고가 잦았어요. 약에 포함된 중금속 때문이었죠. 이런 심각한 부작용에도 불구하고 금단을 만들려는 노력은 계속 되었습니다. 덕분에 화학이 크게 발전하죠. 연금술 때문에 화학이 발전한 것과 같습니다. 외단은 이후 본초학으로 발전합니다.

외단이 성공하지 않자 이제 내단으로 관심을 돌립니다. 내단은 내 몸 안에서 단을 만드는 것입니다. 수련을 통해 신선이 되려는 거죠. 금단을 만들어 먹는 외단과 구별해서 내단이라 불러요. 내단은 동공(動功)과 정공(靜功)으로 구분됩니다. 몸을 움직이며 하는 것이 동공이고 움직임 없이 고요한 수련이 정공이에요. 위백양은 후한 환제(재위 147~167) 때의 도사입니다. 《주역참동계》에서 처음으로 단전(丹田)을 말해요. 단전은 사람의 몸 안에서 기운이 모이는 장소입니다. 위백양은 상중하 3 단전을 잘 단련하면 양생이 가능하다고 합니다.

김낙필 박사는 《내단》에서 말합니다.

"내단이란 도교의 여러 영역 가운데 수련의 측면을 대표하는 것으로, 심신수련을 통한 자기완성을 목적으로 한다. 보통 선학(仙學), 선도(仙道), 단학(丹學) 등으로 불리어지기도 하며 유교나 불교의 수행과 달리 몸과 마음을 아울러 닦는 성명쌍수性命雙修를 특징으로 한다. 성명쌍수를 통해 불사와 조화력, 정신적 자유를 성취한 이상 인격인 선인의 경지에 이르자는 것이 그 요지이다. 그러나 내단적 수련은 이보다 훨씬 이전부터 형성되고 전승되어왔다."

광성자, 명유, 자하선인, 팽조 등 신선 시대가 있었습니다. 이후 화타 (145~208)는 오금희를 만들죠. 오금희는 몸을 움직여 수련하는 동공의 효시가 됩니다. 곰, 호랑이, 원숭이, 사슴, 새의 동작을 모방한 움직임이에요. 뒤를 이어 갈홍(283~343?)은 그간의 양생 이론과 수련술을 모아서 하나로 정리합니다. 《포박자 내편》은 중국에 현존하는 가장 오래 된 연단술 저작이죠. 이후 수·당 시기에는 내단 수련이 발전해요. 외단술이 쇠퇴하면서 내단은 더욱 크게 유행합니다. 도사들에 의해 내단 수련법이 형성되는데 유가와 불가의 수련법도 받아들였어요.

송·원 시대에는 이론과 수련법이 발전하는 과정에서 여러 파들이 형성됩니다. 장백단은 내단 남종파, 왕중양은 내단 북종파를 이루죠. 그리고 이 둘은 송원 내단파로 합쳐집니다. 명·청 시대에는 내단 수련법이 아주 복잡해졌어요. 은밀히 전수되는 경향으로 대중적 전파도 힘들었어요. 반면 도인 기공법은 건강관리에 효과적이고 또 배우기 쉬웠죠. 도인 기공법에 문인과 의사들의 관심이 컸습니다. 수련은 종교적

색채를 벗기 시작했어요. 점차 사회 전 계층의 건강 운동법으로 바뀌어 갔죠. 현재는 자기완성의 노력으로 다양하게 실천 중입니다.

14

기공이 성공학인가요?

◆

'성공'은 현대인에게 중요한 단어입니다. 요즘처럼 다양한 분야에서 다양한 목표를 이루어야 하는 시대도 없었습니다. 성공하려면 해야 할 일들이 많아요. 한정된 시간과 노력을 효율적으로 잘 분배해야 합니다. 자기계발서와 프로그램들이 대중의 인기를 얻는 이유죠. 기공 역시 성공적인 삶을 위한 프로그램입니다. 어쩌면 현대의 우리에게 더욱 필요하고 유익한 성공학입니다. 지금은 더 많은 '성공'과 '진정한 성공'이 필요한 시대니까요.

성공학이 필요한 이유

성공의 사전적 정의는 '목적하는 바를 이룸'입니다. 사람뿐 아니라 모든 동물의 행동은 목적이 있어요. 하지만 곤충의 움직임과 개구리의 움직임이 다르죠. 개와 고양이가 다르고요. 진화 방향에 따라서 다른 형태를 갖습니다. 같은 종에 속해도 모두 똑같지 않습니다. 얼마큼 효율적인 움직임인가 하는 것은 중요한 문제예요. 생존과 관련된 일이니까요. 힘들게 노력하고도 성공하지 못하는 것과 적은 노력으로 성공하는 것은 큰 차이입니다.

특히나 현대인에게 성공은 중요한 단어입니다. 산업사회 이후 사회적 구조가 크게 변했어요. 매일매일 점점 더 다양하고 복잡해집니다. 그 속에서 한 사람의 역할은 참 다양하지요. 누구의 자녀이며 배우자, 그리고 누구의 부모인 것은 기본이에요. 직장 상사이며 동료이고 부하 직원입니다. 다양한 모임의 일원이기도 해요. 정치, 취미, 종교, 학연, 지역 활동 등등……. 여러 모임에서 자신의 위치가 있고 목적이 있어요. 어느 하나 소홀히 할 수 없습니다.

이 많은 역할과 임무를 성공적으로 하려면 지혜가 필요하죠. 어디에 어떻게 얼마큼 시간과 비용을 배분할지 정해야 합니다. 중요한 것이 또 있어요. 많은 사람이 하는 말입니다. "사람 관계가 일보다 더 어렵고 힘듭니다." 다양한 사람과의 관계에서 원만한 대인관계는 중요합니다. 일의 추진력이 되는 동기부여도 빼놓을 수 없어요. 성공하기 위해 갖추어야 할 지식과 기술이 참 많군요. 그러나 무엇보다 중요한 것은 건강 아닐까요? 건강하지 않으면 이 모든 일이 불가능해요.

세계보건기구는 건강의 정의를 이렇게 내렸어요. "질병이 없거나 허약하지 않을 뿐만 아니라 신체적, 정신적, 사회적으로 안녕한 상태를 말한다." 몸과 마음 그리고 사회적 안녕 상태를 만드는 것도 쉽지 않아요. 많은 정성과 노력이 필요해요. 성공에 필요한 조건인 건강마저 이제 성공의 대상으로 바뀌었어요. 성공해야 할 것들이 너무너무 많아졌네요. 이것이 스트레스가 됩니다. 정신의 힘이 절실히 필요한 순간이에요. 성공의 목적과 방법을 다시 살펴봐야 하는 시점입니다.

성공학의 역사

성공학의 시작은 칼빈(1509~1564)으로 보고 있습니다. 칼빈은 프랑스의 신학자이고 종교개혁자예요. 그는 구원의 증거와 사회적 성공을 같이 엮었어요. 물질의 풍요는 이제 추구할 수 있는 대상이 되었죠. 신의 은혜 안에서 당당히 말입니다! 열심히 일하고 검소하게 살며 재물 모으는 것. 이것을 기본으로 성공학이 시작합니다. 이후 미국 사회와 자본주의의 발전은 성공학을 다양한 모습으로 성장시켰습니다.

성공학의 고전으로 새뮤얼 스마일즈(1812~1904)의 《자조론(selp help)》이 있어요. 책의 제목이 말해주듯이 자신의 의지와 노력을 강조하죠. 긍정적 사고방식과 자기 관리를 통해서 성공한, 평범한 사람들을 애기합니다. 읽는 사람에게 "나도 할 수 있다!"는 자신감을 주었습니다. 심리학의 발전에 따라 잠재능력의 개발도 강조됩니다. 잠재의식에 대해 다룬 조셉 머피(1898~1981)의 《잠재의식의 힘》, 클로드 브리스톨(1891~1951)의 《신념의 마력》등 다수의 책이 있습니다.

나폴레온 힐(1883~1970)은 철강왕 카네기의 도움을 받아 세계 최고의 성공자 507명과 실패한 사람들을 만날 수 있었어요. 약 20년에 걸친 긴 인터뷰와 연구 결과를 《성공의 법칙》으로 출간합니다. 이 책은 성공학 역사의 걸작으로 인정받고 있습니다. 데일 카네기(1888~1955)는 《인간관계론》,《성공대화론》을 썼습니다. 인간관계를 성공의 중요 요인으로 강조해요. 스티븐 코비의 《성공하는 사람들의 7가지 습관》은 경영 원리로 자리 잡습니다. 론다 번의 《시크릿》은 끌어당김의 법칙으로 유명하죠. 양자역학 원리를 적용해 성공학을 풀었어요.

성공학에서 가장 유명한 인사라면 벤자민 프랭클린(1706~1790)입니다. 프랭클린 플래너가 바로 그의 작품인데요. 지금도 서점에서 잘 팔리고 있는 시간 관리 다이어리죠. 철저한 시간 관리와 처세술, 근면과 절약의 생활로 알려진 프랭클린. 미국인이 닮고 싶은 첫 번째 인물로서 100달러 화폐의 얼굴이기도 합니다. 현재 성공학의 대가로 불리는 브라이언 트레이시는 말합니다. "성공도 우연이 아니고 실패도 우연이 아니다. 성공하는 사람은 성공에 이르는 일을 하는 사람이고 실패한 사람은 그런 일을 하는 데 실패한 사람이다."

기공과 성공학

서양의 성공학은 현실의 물질적 풍요와 성취에서부터 시작했습니다. 자본주의와 함께 무럭무럭 성장했죠. 그러다 보니 남보다 앞선 출세, 모든 사람이 다 갈 수 없는 곳, 쉽게 얻지 못하는 것을 의미하게 되었습니다. 물질문명 사회에서는 자연스러운 일이겠죠. 선도에서 말하는 성공의 의미와는 다릅니다. 선도는 자신의 몸과 마음을 수련합니다. 그리고 홍익인간의 정신을 실천합니다. 이 세상을 널리 이롭게 하는 삶이에요. 훼손된 자연환경 속에서 우리의 삶이 어떨까요? 이웃과 평화롭지 않은데 편안할 수 있나요? 자신의 내면이 어두운데 행복할까요? 고독한 삶이 성공인가요?

성공학은 자기계발, 잠재력 개발, 처세술로 불립니다. 기공에는 성공학의 요소가 모두 있어요. 몸을 단련합니다. 마음을 수련하죠. 명상은 성공학의 마인드 컨트롤이에요. 호흡을 조절하면서 몸과 마음을 조화롭게 합니다. 선도에는 3법 수행이 있어요. 3법은 지감(止感) 조식(調息) 금촉(禁觸)입니다. 기공의 수련 방법도 3가지입니다. 각 단어에 '조' 글자가 들어 있어 3조라고 하는데요. 조신(調身) 조식(調息) 조심(調心)이죠. 3조와 3법은 같은 맥락으로 초인, 신선이 되는 방법을 가르쳤습니다. 대단한 목표지요?

물질은 생존에 꼭 필요합니다. 우리가 이루어야 할 성공의 대상 중 하나입니다. 중요하긴 하지만 삶의 전부는 아니에요. 작은 성공에 몰입해서 큰 성공을 잊지는 마세요. 성공하려면 브라이언 트레이시의 말대로 성공에 이르는 일을 해야만 합니다. 성공은 우연이 아닙니다. 생활 태도를 바꿔서 성공의 확률을 높여야 합니다. 기공은 성공의 실천입니다. 몸과 마음을 단련하고 조화롭게 하여 성공에 이르는 방법이에요. '건강한 몸과 마음으로, 널리 세상을 이롭게 하며, 모두 함께 행복한 삶' 기공은 위대한 성공학입니다.

15

기공하면 인격 수양도 되나요?

◆

"기공 수련하면 인격 수양도 되는 것 아닌가요? 그런데 왜 사회적으로 문제되는 일이 생기죠? 정신계 사람의 비도덕적인 행위가 이해 안됩니다." 종교계 인사나 자칭 도사 혹은 마음수련 단체의 비도덕적 행위가 보도될 때가 있어요. 이런 의문이 드는 것은 당연합니다. 정신수련자는 일반인과는 다르잖아요. 양심에 어긋나는 일을 못 할 거예요. 재물 욕심도 없겠죠. 이성의 유혹에 넘어가지도 않을 테고. 맞습니다. 그런데……꼭 그렇지만은 않네요.

몸과 마음을 함께 수련

중국의 선도는 외단에서 시작해서 내단으로 발전했습니다. 외단은 약을 먹고 신선이 되는 방법인데 약을 구할 수 없었어요. 단념하고 직접 약을 만들기로 합니다. 연구와 실험 끝에 약을 만들었지만 부작용이 심했죠. 신선이 되는 대신 목숨을 잃었습니다. 방법을 바꾸어야 했어요. 먹는 약을 포기하고 내 몸 안에서 약을 만들기로 합니다. 수련을 통해 몸 안에 약을 만드는 것이 내단(內丹)이에요. 내단을 만드려면 몸 수련과 마음 수련을 함께해야 했습니다. 우리나라 선도는 처음부터 마음과 몸 수련을 함께했습니다.

기공은 양생학입니다. 우리가 요즘 즐겨 말하는 웰빙(well-being)은 물론 힐링(healing)과 웰 다잉(well-dying)도 포함합니다. 음식 섭취에 주의하고 도인술로 몸 관리해요. 잠자리도 함부로 하지 않아요. 생활 모든 부분에 정성이 들어갑니다. 성명쌍수(性命雙手)로 마음과 몸을 함께 닦습니다. 원나라 도사 이도순은 말합니다. "훌륭한 수행자는 성과 명을 함께 닦는다. 먼저 계정혜를 지켜서 마음을 비우고 그리고 나서 정기신을 연마하여 몸을 보존한다." 마음 수련이 빠진 수련은 진정한 수련이 아닙니다.

몸 기운이 약하면 수련에 큰 진전이 없습니다. 부지런히 힘을 키워야만 합니다. 근력을 키우는 것만 아니라 몸의 탁기를 빼는 정화 작업도 포함합니다. 육체의 능력을 이끌어내는 것은 마음이죠. 마음의 힘이 약하면 실력이 크게 늘지 못해요. 마음과 몸은 서로 영향을 미치고 상호 조율하면서 성장합니다. 마음의 또 다른 힘은 지혜입니다. 기공 수련 중에 인격이 자라고 영성이 발달하며 지혜가 생깁니다. 지혜가 있어야 목적지를 잃지 않습니다. 힘을 바르게 쓸 수 있습니다.

마음수련의 중요성

"덕성, 덕심, 덕행은 기공의 최고 기술 중의 최고 기술이라고 강조되고 있다. 덕성은 기의 원천이며 공능 개발의 근원이고 덕성 안에서 물질과 정신이 통합된 오묘한 기의 작용과 정보의 교류가 일어나 다양한 특이 공능이 자연적으로 개발되는 것이다. 사람에 대해서 뿐만 아니라 모든 생명체, 모든 사물에 대하여 사랑과 존중을 아끼지 않는 덕성을 기르게 되면 기공 수련시에 쉽게 기공 상태에 몰입하게 되고 공능과 지혜가 자연히 개발된다. 덕성이야말로 기공사가 할 수 있는 최고의 도술이라고 한다."

세계적인 기공사 엄신 선생이 덕성의 중요성을 강조한 말입니다. 홍익학당 윤홍식 대표는《초보자를 위한 단학》에서 말합니다.

"호흡을 통해 도를 닦는다고 해서 덕이 저절로 닦이는 것은 아닙니다. 덕을 이루기 위해서는 원신이 본래 갖추고 있는 '지혜와 사랑'을 현실에 구체화하려는 노력이 필요합니다. 이러한 도와 덕의 균등 발전이 이루어지지 않는다면 결코 성인(도덕합일을 이룬 분)의 경지에 들어갈 수 없습니다."

덕과 지혜는 저절로 만들어지지 않습니다. 이 또한 수련의 결과입니다.

분별의 지혜

어린 시절엔 선생님이 최고 존경의 대상이었습니다. 선생님은 우리와 달리 밥도 안 먹고 화장실도 안 가는 줄 알았던 시절이 있지 않나요? 저는 그랬습니다. 실력과 인격이 비례하는 줄 알았어요. 실력 있는 학자들을 신처럼 숭배했지요. 하지만 곧 지식과 인격이 관계없다는 것을 알게 되었습니다. 그때의 놀라움과 아쉬움은 말로 다 표현할 수가 없네요. 학문적 소양과 인격은 동등하지 않아요. 기공사의 능력과 인격을 같은 것이라 여기는 것도 똑같은 착각입니다.

종교계나 기공계의 비도덕성이 사회적으로 문제될 때가 있어요. 이럴 때 일반인의 경우보다 더 매섭게 질책 받습니다. "하늘이 무섭지도 않나?" "저런 사람이 기도하는 사람이야?" "어떻게 저럴 수가 있지?" 사람들은 흔히 기 수련을 마음 수련으로 생각하죠. 사회적 문제가 되는 불미스러운 상황들에 크게 분노합니다. 종교인과 기공사를 인격자로 여기는 것은 당연해요. 진정한 수련이란 심신의 수련이어야 함이 분명하긴 합니다.

그렇지만! 기는 자연의 법칙입니다. 그 사람이 어떻든, 누구든, 능력 있으면 사용할 수 있는 힘입니다. 능력은 노력의 결과일 수도 있고 타고난 재능일 수도 있어요. 타고난 실력에 인품까지 훌륭하면 참 좋겠습니다. 그런데 모두 그렇지는 않죠. 기공을 하나의 술(術)로 여기는 사람도 있으니까요. 그에게 기공은 사업일 뿐입니다. 상도의 없는 몰상식한 사업자처럼 행동할 수 있어요. 바른 양심과 사회적 책임감으로 시작했지만 중도에 변하는 사람도 있죠. 종교인 역시 마찬가지입니다.

원자력은 원자력입니다. 다이너마이트는 다이너마이트입니다. 원자력이나 다이너마이트 자체가 좋거나 나쁜 것이 아니에요. 무엇이든 어떻게 사용하느냐에 따라 다릅니다. 어떤 사람이 어떤 목적으로 사용하느냐에 따라 결과는 전혀 다르게 나타나죠. 인류문명에 기여하려던 다이너마이트가 대량 살상무기로 쓰였어요. 노벨은 이 사실로 무척 괴로워했죠. 기(氣)도 그렇고 종교도 그렇습니다. 이것을 우리가 쉽게 잊는다는 것이 문제입니다.

위대한 학자가 위대한 인격자일까요? 그럴 수 있습니다. 하지만 꼭 그렇지는 않습니다. 학문 실력과 인격 수양이 정비례하지는 않아요. 종교계나 기공사에 대한 신뢰는 이보다 더 커 보입니다. 정신계 사람이니까요. 신을 섬기고 우주의 기운을 다루는 사람을 범죄 행위와 연관시키는 건 이상하죠. 기공은 몸과 마음을 함께 닦는 수련입니다. 하지만 모든 기공사가 다 그렇지는 않습니다. 마음 수련을 무시하는 사람도 있어요. 자신의 영리를 위해 기공을 이용하는 사람도 있죠. 분별의 지혜는 우리 각자의 몫입니다.

(16)

기공하면 뭐가 좋은가요?

◆

기공은 양생을 다루는 학문입니다. 양생(養生)은 '몸과 마음을 건강하게 해서 오래 살기를 꾀함'입니다. 생명을 돌보아 기른다는 뜻이지요. 생명체에게 생명을 기르는 것보다 더 중요한 일이 있을까요? 기공의 효과는 개인의 건강으로 그치지 않습니다. 건강한 공동체를 만듭니다. 지구 생태계를 건강하게 합니다. 우주 자연과의 관계도 건강해집니다. 인류도 자연도 모두 기로 이루어졌기 때문이지요. 기공은 우주만물에 대한 이해를 돕습니다.

건강한 개인

사람은 몸과 마음을 갖고 있습니다. 그래서 양생의 방법도 크게 두 가지로 나뉘어요. 몸을 돌보는 양명(養命)과 마음을 돌보는 양성(養性)

101

입니다. 선조들은 몸과 마음을 함께 돌봐야 한다고 크게 강조했어요. 먹고 입고 잠자는 일상을 돌봐야 합니다. 움직이고 쉬는 것도 포함됩니다. 마음에 떠오르는 생각을 다스리는 것도 중요하지요. 어느 것 하나 소홀히 할 수 없어요. 대표적인 양생법으로는 토납, 도인, 내단, 행기, 존상, 벽곡이 있습니다.

토납법은 토고납신(吐故納新)으로 '오래된 것을 버리고 새로운 것을 받는다'는 뜻입니다. 호흡은 무엇보다 중요합니다. 호흡으로 생명의 장치가 움직입니다. 호흡은 탄소와 산소의 교환작용만을 뜻하지 않아요. 기운도 교환되는데 이것은 전신에서 이루어집니다. 호흡은 몸과 마음의 작용과 연관되어 있습니다. 숨의 한자는 息(숨 쉴 식)이에요. 글자를 풀어 읽으면 스스로의 마음이에요. 호흡은 몸과 마음을 조절하는 방법으로 사용됩니다.

도인법은 손과 발을 이용해서 전신에 자극을 줍니다. 몸을 움직여 유연성을 기르고 필요한 부위는 지압으로 눌러주지요. 기와 혈이 잘 흐르게 하는 효과가 있어요. 벽곡(壁穀)은 '곡식과 담을 쌓는다'는 뜻이에요. 곡식을 끊거나 기운이 맑은 음식만 먹습니다. 음식은 생존에 꼭 필요하지만 때로 단식도 필요해요. 섭취한 음식은 일정량의 노폐물을 몸에 남기거든요. 벽곡이나 단식은 몸을 깨끗하게 하는 방법 중 하나예요. 벽곡의 정신은 섭생의 중요성입니다. 내가 먹고 마시는 것이 내 몸이 되고 정신이 됨을 강조하죠.

토납과 도인, 벽곡은 양생의 방법이에요. 각자의 목적과 건강 상태, 환경에 따라서 선택하면 됩니다. 한 가지 혹은 여러 가지를 적절히 조절하세요. 여기에 방송(放松)도 빼놓을 수 없어요. 방송은 긴장을 풀고 이완하는 방법이에요. 이완된 상태라야 수련을 제대로 할 수 있고 효과도 좋습니다. 수영이나 자전거, 그 외 새로운 것을 배울 때 힘 빼라는 말을 자주 듣습니다. 힘이 들어가면 부자연스럽죠. 제 실력이 나올 수 없어요. 하지만 초보자는 힘을 빼지 못합니다. 힘을 뺄 수 있다면 사실 다 배운 거예요. 힘 빼는 연습을 하면 목표에 빨리 도달할 수 있습니다.

《장자》에서 백정 포정이 소를 해체하는 과정을 혜왕에게 설명합니다. "감관의 작용을 정지하고 순수한 정신의 활동에 맡겨 천지자연의 도리에 따르는 일입니다." 왕은 이 말을 듣고 양생을 터득했다고 말해요. 감각을 멈추고 순수한 정신의 활동에 따르는 것, 이것이 명상입니다. 혜왕은 명상의 가치를 알았어요. 현대인이 명상의 효과를 알게 된 것은 오래지 않습니다. 스트레스는 인체에 커다란 영향을 주지요. 명상, 마인드 컨트롤 같은 의식 훈련은 스트레스 치료에 효과적입니다.

세계선도연맹 민정암 회장은 《기공》에서 말합니다.

"의식 훈련 부분에 있어서도 다른 의식 훈련에 비해 보다 강제성이 적은 것이 특징이다. 자연스러운 가운데 의식 조절이 가능해지도록 하는 점이 기공이다. 한때 필자는 미국에서 개발된 실바 마인드 컨트롤의 지도자 생활을 한 적이 있는데 그것은 강제성을 주는 의식 훈련으로, 그 뿌리를 탐구해 보면 동양의 정신 수련을 그 기반으로 하고 있다."

이어 이렇게 결론짓습니다. "기공은 현대의 모든 의식 훈련법들의 모체가 되는 것으로 단순한 체조나 호흡법, 의식훈련을 넘어선 수행법이다." 기공하면 좋은 점은 양생입니다. 몸과 마음을 건강하게 해요. 무병장수라는 인류의 꿈을 실현 가능하게 합니다. 그러나 나의 건강만으로 온전한 양생이 될 수는 없어요. 우리는 사회 속에서 살고 있습니다. 공동체가 건강하지 않다면 나의 건강은 의미 없죠. 병든 공동체는 내게 곧바로 나쁜 영향을 주니까요.

건강한 사회 공동체

인간의 몸은 약 60조~70조 개의 세포가 모여 이루어졌어요. 세포는 개개의 생명체입니다. 거대한 수의 독립된 생명체가 모여 한 사람으로 살아갑니다. 세포는 함께 살고 함께 죽는 생명 공동체로 진화해 왔습니다. 만약 이 세포들이 제멋대로 움직인다면 인간은 인간으로서 존재할 수 없죠. 죽기를 거부하여 무한 증식하는 암세포는 결국 몸을 죽입니다. 그리고 암도 죽습니다. 인간사회도 마찬가지입니다. 혼자서 살 수 없습니다. 이기적으로 행동하면 그 결말은 암과 똑같습니다. 너도 나도, 우리 모두 죽습니다.

기공을 하면 감각이 예민해져요. 자신의 몸이나 마음 상태를 잘 알게 됩니다. 잘 돌볼 수밖에 없죠. 수련의 효과도 있지만 기감으로 인한 자기관리의 효과를 무시할 수 없어요. 기감이 발달하면서 자신에 대한 이해가 깊어집니다. 주위 환경에 대한 이해도 깊어집니다. 자신 및 주위 환경에 대한 이해가 깊어질수록 세계관이 변해요. 정신세계가 성장합니다. 개인의 성장은 공동체를 성장시켜요. 개인이 건강하면 공동체가 건강해집니다. 기공하면 좋은 두 번째는 사회 공동체의 건강과 성장입니다.

건강한 자연 공동체

여러 가지 우주론이 있지만 현재는 빅뱅 우주론이 지지를 받고 있습니다. 이에 의하면 우주는 한 점에서 시작되었어요. 한 점에 모여 있던 뜨겁고 거대한 에너지에서 우주 만물이 나왔죠. 모두가, 모든 것이 한 점에서 시작되었습니다. 그것이 나와 너, 지구와 태양계, 우리 은하와 은하단, 우리 우주입니다. 애초에 한 점이었던 우주입니다. 처음부터 지금까지 우리는 우주 자체이고 우주의 부분입니다. 동양에서도 같은 말을 합니다. 자연의 대우주에 비교해 인간은 작은 우주입니다.

기를 몰라도 푸른색을 바라보면 눈이 편안해지죠. 몸도 편안하고 강해집니다. 기공 수련을 하면 자연의 기를 알 수 있습니다. 사용할 수도 있지요. 숲에서 받는 기운이 있고, 바위에서 얻는 기운이 있어요. 별들이 주는 기운도 있습니다. 색과 관련된 기운이 있고 형태와 관련된 기운도 있어요. 우리는 자연의 일부이며 서로 기운을 주고받습니다. 그러면서 존재합니다. 자연의 기운을 활용하는 것은 여러모로 유익합니다. 이것이 기공의 세 번째 선물이에요. 이 세상이 내게 필요한 것으로 가득 찬 보물창고로 바뀝니다.

기공은 기에 공을 들이는 것입니다. 기공을 하는 만큼 더 잘 많이 알게 됩니다. 기를 통해 보는 세상은 눈으로만 보던 세상과 달라요. 처음에는 신세계에 발을 디딘 기분일 거예요. 신비로움으로 가득 찬 매일, 탐험의 기쁨으로 설레는 날들이 이어집니다. 기공의 첫 번째 효과는 본인의 양생입니다. 내가 건강해지면 사회가 건강해지고 밝아집니다. 자연과의 교감이 커지면서 환경도 바뀌죠. 지구의 생태계에 긍정적 변화가 생깁니다. 건강한 지구 환경은 다시 우리의 건강, 나의 건강으로 돌아옵니다. 기공은 모두를 건강하게 합니다.

⑰

열심히 하면 누구나 다 될까요?

◆

우리는 매일 매 순간 열심히 살아야 합니다. 평균 수명이 많이 늘었지만 80세 전후의 유한한 인생이에요. 이것도 확실한 보장은 없습니다. 미래는 보장되지 않고 과거는 되돌릴 수 없으니 지금 열심히 사는 것이 최선이지요. 공부도 일도 사랑도 다 성실해야 합니다. 기공 수련자는 수련을 열심히 해야겠죠. 열심히 한다고 모두 다 똑같은 결실을 얻는 것은 아니에요. 타고난 자질과 환경에 따라 다릅니다. 여기에 개인의 노력이 더해져 결과가 나타납니다. 노력만으로 원하는 것이 다 이루어지지는 않아요. 그러나 누구나 다 받는 기본 선물이 있지요. 우주의 지혜와 행복한 삶입니다. 이것이 진정한 기공 실력 아닌가요?

수련의 자세

기공은 여러 분야가 있습니다. 목적에 따라 기공의 선택과 수련법이 달라집니다. 현재 명상의 효과는 많이 알려졌고 일반인에게도 친숙해졌어요. 기공사들은 명상 외에도 여러 가지 수련을 합니다. 토납, 도인, 내단, 행기, 존상, 벽곡 등의 양생법도 단계마다 내용이 달라져요. 일반인은 이해할 수 없는 이상한(?) 수련도 있어요. 어떤 수련이든 스승님의 격려는 날 선 검의 시퍼런 서슬처럼 단호하죠.

"정진하라!"

"네 피땀이 네 결과를 낳는다!"

"생사를 넘어 수련하라!"

어떤 일이건 한 분야에서 10년이면 전문가가 됩니다. 자질과 노력에 따라 차이는 있지만 10년 세월은 전문가 소리를 듣기에 충분하죠. 전문가가 되기 위해서는 시간이 필요해요. 그냥 흘러가는 시간이 아닙니다. 꽉 채워진 시간입니다. 꿈인 듯 생시인 듯, 홀린 듯 취한 듯……피와 땀이 고스란히 자신의 체취로 변해 버린 시간이지요. 그런데 어느날, 스승님께서 말씀하시네요.

"내려놓아라."

"네 지식을 버려라."

"갖춰지면 저절로 열리고 저절로 받는다."

뭐라고요? 공부하지 말라고요? 열심히 하지 말라는 뜻인가요? 생사를 넘어 수련하라 하시더니 이젠 내려놓으라 하십니다. 지식을 버리랍니다. 수련자는 혼란스럽습니다. 열심과 내려놓음의 차이를 모르겠습니다. 어느 정도가 열심히 하는 것이고 어느 정도가 내려놓는 것일까요? 내려놓는 것과 게으른 것의 차이가 무엇일까요? "때가 되면 알게 된다"는 대답은 위로가 되지 않죠. 혼란만 더욱 커집니다. 도와줄 사람은 없습니다. 답은 받았지만 이해가 안 되니 답이 아닙니다. 수련을 계속해야 하는데 마음이 답답하니 할 수가 없네요. 정말 괴롭습니다.

성장의 원리

한 단계 성장하려면 필요한 조건들이 갖추어져야 합니다. 조건 중엔 선천적인 것과 후천적인 것이 있습니다. 선천적인 것에는 노력해서 변하는 것과 변하지 않는 것이 있지요. 빠르게 변하는 것이 있고 변화의 속도가 느린 것이 있어요. 후천적인 노력에도 여러 가지가 있습니다. 먹는 것, 마시는 것, 몸 공부, 마음공부, 기운 관리 등등 다양합니다. 많은 것이 얽혀 있어요. 서로 영향을 주고받아요. 한 가지가 발전하면서 다른 것이 후퇴하기도 합니다. 후퇴가 다른 요인을 성장시키기도 합니다.

정말 복잡하게 돌아갑니다. 쉽게 공식으로 정리할 수가 없어요. 그러나 분명한 법칙이 있습니다. "때가 되면 저절로 된다." 맞습니다. 조건이 맞으면 저절로 변합니다. 법칙에 맞으면 작용합니다. 이것이 '때'입니다. 이 법칙을 안다면 조급하거나 불안할 필요가 없어요. 될 때가 되면 되니까요. 왜 마음이 조급하고 힘들까요? 자연의 법칙을 믿지 못하기 때문이죠. 또 하나는 욕심입니다. 준비가 되기 전에 달라고 떼쓰는 거죠. 지금 조급하고 불안한가요? 당신의 불신과 욕심의 크기입니다.

초보 수련자는 이것을 이해하기 어렵습니다. 잘 대처하기도 힘들어요. 유치원생이 보는 것과 초등학생이 보는 것이 같을 수 없죠. 대학생이 보는 것과는 큰 차이가 납니다. 보고 이해하는 깊이가 달라요. 실행하는 능력도 다릅니다. 유치원생에게 대학생의 판단과 행동을 기대할 수는 없어요. 그래서 스승님이 소중합니다. 스승님이 계시면 든든합니다. 수련자의 발걸음이 한결 가볍습니다. 함께 공부하는 도반, 친구 역시 큰 도움이 됩니다.

지혜로운 수련 생활

나는 내 할 일만 하면 됩니다. 조건이 되면 변화가 오고 바뀌는 것이 자연입니다. 자연의 법칙은 정확합니다. 이러한 이치를 알면 편안한 마음으로 수련할 수 있어요. 편안한 마음은 결코 게으른 마음이 아닙니다. 아는 사람이 누리는 여유입니다. 그런데 이런 의문이 또 생겨요. "내 할 일만 하면 된다는데 내 할 일이 뭐죠? 열심히 하고는 있지만, 제대로 하는지 알 수가 없어요. 소질이 있는지 없는지도 모르겠습니다. 자신이 없어요. 마음이 괴롭습니다."

우리는 모두 성공하길 원해요. 실력자로 성장하길 바랍니다. 지혜롭게 살고 싶습니다. 길을 잃고 헤매거나 방황하고 싶지 않죠. 인생을 낭비하고 싶은 사람은 단 한 사람도 없어요. 하지만 '현실의 나'는 종종 그렇지 않습니다. 실수투성이지요. 신중히 선택하고 열심히 하는데도 잘 안 돼요. "갖춰지면 저절로 된다"는 말은 무책임하게 들립니다. 부족한 내가 성공하려면 남보다 더 많이 노력해야 할 텐데⋯⋯그런데 힘드네요⋯⋯. 과연 내가 성공할 수 있을까요?

나의 힘으로 바꿀 수 없는 것이 있어요. 나를 낳아주신 부모님을 내 맘대로 바꿀 수 없지요. 작거나 큰 키를 바꿀 수도 없습니다. 내가 과거에 만든 현재의 성적표도 그렇죠. 선천적인 것과 지나간 일은 바꿀 수 없습니다. 하지만 바꿀 수 있는 것이 있어요. 후천적인 것, 아직 오지 않은 미래는 바꿀 수 있습니다. 지금의 내가 할 수 있습니다. 그것이 수련의 목적이기도 합니다. 바꿀 수 없는 것 때문에 괴로워하는 것은 수련자의 태도가 아닙니다.

사람은 각자 자신의 출발선에서 시작해 자신만의 길을 갑니다. 인생은 남과 경쟁하는 달리기 시합이 아니죠. 결승점에서 1, 2, 3등을 뽑는 대회가 아니에요. 길을 완주한 모든 사람이 영광의 시상대에 오릅니다. 끝까지 가기만 하면 됩니다. 자신의 이야기를 쓰고, 자신의 길을 만들면서요! 삶이 실수투성이로 보여도 괜찮습니다. 매번 잘못 선택하고 갈팡질팡 한 듯 보이지만 그렇지 않아요. 나는 나의 길을 왔어요. 나의 이야기를 만들며 왔어요. 나는 내 삶의 주인공이며 영웅입니다.

내가 걷는 이 길은 먼 훗날 보면 처음에 의도했던 길이 아닐 수 있어요. 괜찮습니다. 내가 서 있는 이 자리, 걸어가는 이 길은 '나의 최선'들이 만든 것입니다. 지금 이 자리가 내 삶의 현장이에요. 지나온 길을 부끄러워 마세요. 현재의 자리를 슬퍼하지 마세요. 미래를 두려워하지 마세요. 남과 비교할 필요 없습니다. 우리는 지구의 생명 역사입니다. 38억 년 긴긴 세월의 꽃이며 열매입니다. 많은 기적들이 기적처럼 나타나 이루어진 기적이지요. 그것이 지금의 나입니다. 나의 모습 이대로가 위대한 인생입니다.

수련은 열심히 해야 합니다. 그렇지만 자신이 원하는 수준의 실력자가 된다는 보장은 없어요. 여러 가지 조건들이 맞아야 하죠. 조건이 갖춰지면 저절로 성장합니다. 이것을 알면 수련 과정이 괴롭고 답답하지 않을 거예요. 자신이 할 일만 하면 되니까요. 되지 않을 때는 아직 갖춰지지 않은 거예요. 성실하게 수련하세요. 지금 나의 자리에서 성실한 것 이상의 최선은 없습니다. 최선을 다했는데도 내가 원하는 실력이 안 될 수 있어요. 그러나 어떤 결과든 기공이 주는 선물은 훌륭합니다. 전혀 부족하지 않습니다. 내게 지혜와 행복을 선물하는 기의 세계입니다. 편안하고 즐거운 마음으로 수련자의 길을 걸으세요. 당당하게!

(18)

명상과 기공은 어떤 관계인가요?

◆

명상은 동서양의 종교인과 수행자들이 했던 자기계발 방법 가운데 하나입니다. 동양에서는 오래전부터 몸과 마음의 관계를 말해왔죠. 20세기 들어 과학적 접근이 시작되었습니다. 마음으로 몸을 치료한다는 동양의 옛말이 비로소 과학으로 증명되었습니다. 스트레스로 인한 각종 증상에 명상의 긍정적 효과가 알려지면서 명상은 생활 속에 빨리 자리 잡았죠. 명상과 기공은 많은 부분 비슷합니다. 그러나 치료 과정에선 다른 작용 기제가 작동합니다.

현대 명상의 의미와 효과

스트레스가 늘어갑니다. 계속되는 긴장은 몸을 약하게 하고 마음도 지치게 만들어요. 개인만 아니라 사회 공동체도 건강할 수 없죠. 지쳐 있는 사람에게 타인을 이해하라 하는 건 무리입니다. 병들어 아픈 사람에게 타인에게 친절하라고 부탁할 수도 없습니다. 이런 상황에서는 사람과 사람 사이에 오해와 갈등이 늘어나지요. 혼자 있기 원하는 사람이 많아집니다. 사람을 만나 사람들 속에 있어도 마찬가지예요. 망망대해에 홀로 떠 있는 섬과 섬 같습니다.

미국 하버드 대학의 허버트 벤슨 박사는 스트레스의 위험성에 대해 고민했어요. 이것을 해결하지 않고는 현대 질병을 다스릴 수 없다고 생각했죠. 그는 동양의 명상에서 답을 찾아봅니다. 1967년, 초월명상 수행자 36명과 함께 명상의 효과를 실험했어요. 과학이 명상에게 다가간 순간이었습니다. 세타파 증가, 산소 소모량 17% 감소, 심장 박동 1분당 3회 감소. 놀라운 결과였습니다. 깊은 휴식 같은 이 상태를 벤슨 박사는 이완반응이라 부르죠. 이완반응은 스트레스 상태의 긴장 반응들을 풀어 주었어요. 박사가 찾고 있던 답이었습니다.

비디아말라 버치와 대니 펜맨은 《기적의 명상 치료》에서 통증과 명상에 대해 이렇게 말합니다.

"마음챙김은 허리 통증, 편두통, 섬유근육통, 셀리악병, 루푸스, 다발성경화증과 같은 자가면역질환에 활용되고 있으며 만성 피로 증후군, 과민성 대장 증후군 등의 만성 질환에도 효과가 있다. 또한 분만통에 대처하는 데도 효과가 있다. 더욱이 만성 통증과 만성 질환으로 인해 야기될 수 있는 불안, 스트레스, 우울증, 과민성, 불면증도 크게 줄여 준다는 것이 임상 실험을 통해 입증되었다."

미국 클리포드 샤론 박사팀은 명상과 수명의 관계도 실험했어요. 인간의 세포는 약 60번 정도 분열합니다. 세포가 분열할수록 염색체 말단의 텔로미어가 짧아져요. 길이가 아주 짧아지면 세포는 분열을 멈추고 사멸합니다. 그런데 텔로미어를 복구하고 노화를 늦출 수 있는 방법이 있어요. 텔로머라제 효소입니다. 〈명상이 텔로머라제 효소의 활성화에 미치는 효과 실험〉에서 명상 집단이 평균 30% 더 높게 나왔어요. 명상의 효과는 통증 감소와 면역력 증강, 심혈관계 및 만성 질환의 개선만이 아닙니다. 명상하면 장수합니다!

명상의 첫 번째 효과는 스트레스 이완입니다. 혈압이 조절되고 심혈관계가 안정되지요. 면역력이 상승해요. 소화장애, 수면장애, 성 기능장애도 개선됩니다. 몸의 문제만이 아니에요. 우울증이나 강박증 기타 정신성 질환에도 효과적입니다. 생각만으로도 뇌가 바뀐다는 뇌의 가소성도 증명되었어요. 이런 결과에 과학계의 충격은 아주 컸지요. 성인의 뇌는 변하지 않는 것으로 알았거든요. 명상은 몸과 마음을 바꿉니다. 보이지 않는 것이 자신의 존재를 세상에 활짝 드러냈습니다.

명상 수련

잠재의식의 영역은 의식보다 훨씬 커다랗습니다. 흔히 빙산의 일각이란 표현을 쓰는데요. 수면 위로 드러난 작은 부분이 의식입니다. 수면 아래 거대한 부분이 잠재의식이고요. 일상생활 중 많은 부분이 무의식적으로 처리됩니다. 타고난 성향과 습관적인 반응, 잠재의식에 의해서죠. 몸의 건강 상태도 무의식 행동에 영향을 줍니다. 나를 알려면 나의 상태를 알아야 해요. 명상은 이 힘을 키워줍니다. 내가 어떤 때에, 어떻게 감각하고, 어떻게 생각하고, 어떻게 반응하는지 알 수 있게 됩니다.

"내가 왜 그랬는지 모르겠어. 내가 왜 그랬을까?" 누구나 때때로 하는 말이에요. "내 마음 나도 모르게~" 시와 노래로 표현한 우리들 인생 이야기지요. 의식보다 큰 잠재의식의 영향으로 무의식 상태에서 일어난 일들입니다. 모를 때는 모르는 상태에서 행동할 수밖에요. 의식하는 순간엔 이미 돌이킬 수 없는 사건이 되어 버렸죠. 후회해도 이미 지나버린 일입니다. 알면 멈출 수 있어요. 잠재의식과 무의식에 이끌려 살던 삶이 변합니다. 내가 내 인생의 진짜 주인이 된다는 뜻입니다.

동양에선 인간을 소우주로 보았어요. 소우주는 대우주의 축소판입니다. 둘은 똑같습니다. 크기만 다를 뿐이에요. 대우주를 알려면 소우주인 나를 보면 됩니다. 명상으로 소우주인 내가 대우주를 봅니다. 이 과정에서 우주 만물의 법칙을 알고 지혜를 얻습니다. 세계가 확장되어 갑니다. 한편 내 속의 나, 나의 잠재의식과 무의식도 마주 합니다. 나의 전체를 알아가는 과정이지요. 명상의 단계에 따라 점점 더 깊고 넓게 볼 수 있게 됩니다.

명상엔 다른 이름들이 많습니다. 불교에서는 참선, 기독교에서는 묵상이라 합니다. 유대교의 카발라와 이슬람의 수피즘에도 명상이 있습니다. 요가는 몸으로 하는 명상이고, 선도에서는 조심(調心)입니다. 이렇듯 명상은 다양한 종교와 수련에서 사용하는 핵심어죠. 명상을 통해 나와 세상의 본 모습을 알 수 있어요. 아는 만큼 보입니다. 보는 만큼 세상이 확장됩니다. 기공에서 이것이 실력으로 드러나죠. 기공 실력은 앎에서 나옵니다. 억지 믿음으로 되지 않아요. 억지 믿음으로 기를 움직일 수 없습니다. 부지런히 배우고 익히며 수련해야 하는 이유입니다.

명상과 기공의 관계

명상의 목적은 여러 가지입니다. 건강한 체력과 스트레스 이완은 그중의 하나예요. 종교 수도자에게 명상은 신과 만나는 자리입니다. 수행자에겐 궁극의 진리를 찾아가는 길이죠. 명상을 통해 천인합일의 길로 나아갑니다. 천인합일(天人合一)은 하늘과 사람이 하나로 돌아감을 말합니다. 처음부터 하늘과 사람의 간격이 전혀 없었다는 천인무간(天人無間)도 같은 맥락입니다. 기공 수행자에게 명상은 기를 만나는 통로입니다. 기운을 강하게 하는 방법입니다. 기운의 강화뿐 아니라 기운을 잘 사용하는 지혜도 여기서 얻습니다.

학자들은 명상상태에서 "과거로부터 지속되어 오던 정신적 또는 정서적 타성이 깨뜨려지는 순간"이란 표현을 합니다. 깨달음이라고도 말해요. 이런 순간을 통해 자신을 바로 보고 우주 만물의 원리를 알게 됩니다. 기공의 능력도 나타나지요. 현대 명상은 스트레스 완화를 통한 심신의 건강에 초점을 맞추고 있어요. 지금은 더 다양한 방면으로 연구가 진행되고 있습니다. 명상의 의료·과학적 접근은 기공 연구에도 큰 도움이 됩니다. 기공과 명상은 밀접한 관계니까요. 명상의 과학적 연구에 따라 기의 설명도 좀 더 쉬워질 것입니다.

19

기공으로 건강관리를 어떻게 하죠?

◆

자신에게 맞는 기공 선택

기공은 종류가 다양하지만 크게 몇 가지로 나누어 볼 수 있어요. 움직이며 하는 동공(動功)과 움직임 없는 정공(靜功)으로 구분합니다. 정신수양의 성공(性功)과 몸 단련의 명공(命功)으로도 나뉘어요. 수련하는 자세에 따른 분류도 있어요. 서서하거나 앉아서 혹은 누워서도 수련합니다. 이것을 참장공, 좌공, 와공으로 부르지요. 무술이나 차력처럼 강한 기공인 경공(硬功), 치료를 위한 부드러운 기공인 연공(軟功)으로 구분합니다.

종류가 다양하다는 것은 목적에 맞는 것을 선택해야 한다는 뜻이기도 해요. 각 기공마다 그리고 그것을 가르치는 단체마다 특색이 있어요. 이것은 의외로 큰 다양성을 보입니다. 기는 에너지가 많고 적음, 강하고 약함의 양적인 차이가 있죠. 그뿐 아니라 맑고 탁함을 비롯해서 여러 정보를 포함하고 있습니다. 기공의 공법은 수련 목적에 맞게 발전했어요. 자신에게 맞지 않는 것은 효과가 떨어집니다. 혹은 부작용으로 고생할 수도 있어요.

자신의 건강 단련을 위해서라면 기공의 종류가 문제되지 않습니다. 그러나 무술기공과 치유기공은 그 성질이 크게 달라요. 무술기공은 강한 기공입니다. 치유기공은 부드러운 기공입니다. 두 가지를 다 하는 기공사가 없는 것은 아닙니다만 조심해야 하는 부분이에요. 성격이 다른 기운을 다루면 혼란이 생기기 쉽습니다. 기운을 다루고 사용할 때 문제가 되기도 해요. 이것을 정정하는데 몇 배의 수고를 할 수도 있습니다. 한 번의 실수가 지울 수 없는 흔적이 될 수도 있죠.

역사가 오래된 단순한 기공으로 시작하세요. 세월을 통해 검증된 것은 그만큼 안전합니다. 쉽고 안전하다 해도 처음부터 혼자 하는 것은 권하지 않습니다. 요즘은 기공을 배울 수 있는 곳이 많습니다. 혼자 하는 수련으로는 참장공을 권합니다. 절 수련이나 호흡법도 좋습니다. 욕심 부리지 말고 하세요. 건강을 위해서 하는 운동도 지켜야 할 것이 있어요. 준비운동이 필요하고 바른 자세, 적당한 강도가 있죠. 잘못하면 도리어 몸을 상합니다.

몸을 움직이며 하는 동공과 움직이지 않는 정공을 적절히 배합하세요. 이 비율은 수련의 목적과 자신의 건강 상태에 따라 달라집니다. 정공에 비중을 두더라도 수련 전에 동공을 하는 것이 좋습니다. 우리가 운동하기 전에 하는 준비운동과 같아요. 준비운동을 하고 본 운동을 하면 효과도 훨씬 좋고 안전해요. 또 운동이 끝나면 마무리 체조를 하듯이 본

기공 뒤에도 마무리 기공이 있습니다. 이것을 수공이라고 합니다. 수련 중에는 의식과 몸이 일상과는 다른 상태예요. 이것을 다시 조정하는 것입니다. 깊은 명상이나 동공 뒤에는 꼭 수공으로 마무리합니다.

기감을 개발

기감의 역할은 중요합니다. 기를 느끼면서 하는 것과 그냥 하는 것은 차이가 있어요. 기감이 없으면 눈 감은 채 자동계단 이용하는 것과 비슷해요. 기감이 있으면 주위 구경하고 때때로 지도를 참고하면서 가는 것과 같죠. 정말 재미있어요. 평범했던 일상이 역동적으로 바뀌는 경험을 하게 됩니다. 기를 느끼는데 걸리는 시간은 사람마다 달라요. 빠른 사람은 즉시, 느린 사람은 좀 더 긴 시간이 필요하죠. 다른 사람과 비교할 필요는 없어요. 시력이 좋은 사람, 청각이 좋은 사람, 미각이 뛰어난 사람 등등…… 사람마다 다 다릅니다. 기감 역시 그렇습니다.

기감이 드러나는 계기는 다양합니다. 태어날 때부터 기감이 있는 사람이 있어요. 우연히 어떤 계기로 나타나는 경우도 있죠. 보통은 수련을 통해 기감이 생깁니다. 기감은 감각입니다. 그동안 몰랐던 새로운 정보들을 접하게 됩니다. 세상과 소통하는 또 하나의 문이 열린 거예요. 당연히 재미도 있고 일상생활에 유익합니다. 제일 좋은 것은 자신의 상태를 잘 알게 되는 거죠. 흔한 질병인 감기를 예를 들어 볼까요. 병을 자각하는 단계는 사람마다 달라요.

1. 감기가 걸리기 전, 몸의 미세한 이상 상태를 감지하는 사람

2. 감기가 걸리는 그 순간에 아는 사람

3. 재채기 오한 등 어떤 증상이 나타나면 아는 사람

4. 병증이 심하게 나타나야 감기 걸린 줄 아는 사람

"호미로 막을 것을 가래로 막는다"는 속담이 있습니다. 기감이 발달하면 가래 대신에 호미로 막을 수 있어요. 1차 의료센터는 자기 자신이어야 합니다. 기감이 발달하면 이것이 가능합니다. 알면서도 하지 않았던 건강 지식을 실천하기도 쉬워져요. 나쁜 생활 습관이 주는 악영향을 본인의 몸에서 강하게 느끼니까요. 몸이 질러대는 아우성을 들으면서 몸에 해로운 행동을 할 사람은 없을 거예요.

건강한 일상과 기치료

인간의 능력으로 할 수 있는 것과 없는 것이 있어요. 산소가 희박한 공간에 갇힌 경우를 볼게요. 명상가나 기공사는 일반인보다 훨씬 오래 견딥니다. 마음을 차분히 하면 산소 소비가 줄거든요. 두려워하고 흥분하면 산소 소비가 더 많아져서 위험합니다. 그렇다고 영원히 견딜 수는 없습니다. 산소가 다 소비되면 끝입니다. 생명을 유지하기 위해서 생명체는 일정한 조건이 필요해요. 호흡과 음식물의 공급과 양질의 수면 등입니다. 체온을 유지하기 위한 옷과 집이 필수지요. 기운만으

로 살 수 없어요.

균형 있는 의식주 생활에 기공을 더하면 최고의 건강관리입니다. 건강할 때 건강관리를 하면 계속 건강할 수 있죠. 건강이 크게 망가지지 않았을 때는 효과가 빠르게 나타나지만 이미 중증인 경우는 회복하는 데 시간이 걸립니다. 치유의 속도나 결과가 모든 사람에게서 똑같이 나타나지는 않습니다. 병증이나 환자 상태가 중요한 요인이지만 치유 의지에 따라서도 달라져요. 혹은 내면의 기운이 의외의 변화를 만들기도 합니다.

30년 흡연자가 담배를 끊는다고 바로 몸이 깨끗해지지는 않죠. 몸의 정화와 세포 재생에는 시간이 필요합니다. 나이가 들수록 세포 재생에 필요한 시간이 점점 길어져요. 성인의 회복이 어린아이보다 더딘 이유입니다. 빠른 회복을 원하면 기치료를 하세요. 기치료는 자가 치유 능력을 높여 줍니다. 세포 재생 시간을 단축시켜 회복을 빠르게 하죠. 통증 감소에도 효과가 탁월해요. 마음의 병에도 적용됩니다. 본인이 자신을 대상으로 할 수 있고 다른 사람에게 해 줄 수도 있어요.

무병장수는 인류의 오랜 소망이었습니다. 무병장수의 실현을 위해 그동안 여러 양생법을 발전시켜 왔죠. 기공 역시 그 노력 중의 하나입니다. 기공은 예방의학의 역할뿐 아니라 암을 포함한 각종 중증 치료에도 탁월한 효과를 보였어요. 그러나 가장 우선할 것은 건강한 일상생활입니다. 균형 잡힌 의식주 생활이 가장 기본적인 조건입니다. 그 토대 위에서 자신에게 맞는 기공과 공법을 선택해 수련하세요. 기치료를 더하면 회복이 빨라집니다.

20

기공 수련은 어떻게 하나요?

◆

　사람은 몸과 마음으로 이루어져 있어서 수련 대상 역시 몸과 마음입니다. 기는 몸과 마음을 이루며 연결하여 생명 활동을 합니다. 기공 수련의 대상은 몸과 기와 마음, 즉 정(精)·기(氣)·신(神)입니다. 바른 자세와 동작으로 몸을 단련합니다. 기운은 호흡으로, 마음은 명상으로 단련하지요. 목적에 따라 기공의 선택이 달라집니다. 수련법이 다릅니다. 목적에 맞는 기공의 선택과 바른 지도를 받는 것이 필요합니다.

기공의 대상 정(精)·기(氣)·신(神)

　기공 수련은 정(精)·기(氣)·신(神)을 잘 돌보는 것입니다. 정은 사람의 몸을 구성하는 물질을 말해요. 사람의 몸은 약 60 ~ 70조의 세포로 이루어져 있습니다. 세포나 세포가 모여서 된 피와 뼈 같은 물질이 정

(精)입니다. 태어날 때 받은 정은 선천지정(先天之精), 이후 먹고 마시는 음식물들이 나의 몸을 구성하는데 이것은 후천지정(後天之精)입니다. 강한 정을 받아 태어난 사람이 좋은 음식물을 섭취하면 그 사람의 정은 강할 수밖에 없지요. 강하게 태어났어도 관리를 못하면 약해집니다. 약한 정을 받았어도 본인의 노력에 따라 바뀝니다.

기(氣)는 생명 활동을 하는 힘입니다. 만물은 모두 기로 만들어졌기 때문에 정(精)도 사실 기(氣)에 속해요. 그런데 활동하는 힘을 강조하는 측면에서 운동 에너지적인 성격을 따로 기(氣)라고 표현합니다. (만물의 근원 요소로서의 기와 구별해야 오해가 없습니다.) 사람을 컴퓨터로 비유한다면 이렇습니다. 정은 물질로서 컴퓨터 기기 본체예요. 하드웨어라고 하지요. 기는 컴퓨터를 작동하게 하는 힘인 전기입니다. 전기 공급이 없으면 컴퓨터는 작동 못 해요. 장자는 "기가 모이면 살고 기가 흩어지면 죽는다"고 삶을 표현했습니다.

신(神)은 의식, 마음을 나타냅니다. 신을 보는 관점은 두 가지가 있어요. 하나는 신 자체를 독립적으로 여깁니다. 사람을 자동차로 비유해 볼게요. 몸은 물질인 자동차예요. 정신은 자동차를 운전하는 운전자입니다. 운전자인 정신이 있어야 자동차인 몸이 움직이겠죠. 컴퓨터로 비유하면 몸은 컴퓨터 본체입니다. 정신은 소프트웨어로 프로그램입니다. 컴퓨터 본체가 있고 전기를 연결했어도 프로그램이 없으면 컴퓨터는 작동하지 않습니다.

동양의 고전 의학서인 《황제내경》은 이와는 다른 관점입니다. 정은 천지의 기가 모여 만들어진 것으로 사람의 몸을 이루는 정미 물질(精微

物質)입니다. 기는 생명 활동을 하게 하는 정미 물질이지요. 이 두 가지가 합하여 드러난 상태를 신이라 합니다. 따로 존재하는 것이 아니라 정과 기가 합하여 나타난 결과로 봐요.

사람의 몸은 여러 기관들이 유기적으로 연결되어 있습니다. 이런 관계에서 만들어진 내적 상태가 있죠. 그리고 외부의 자극들이 더해져요. 맛보고 냄새 맡는 화학적 접촉, 물리적 접촉인 촉각과 청각 시각 감각들이 신경성 신호들을 만듭니다. 내부와 외부의 상태가 내 몸의 상태를 결정짓습니다. 다마지오는 《데카르트의 오류》에서 말합니다. "몸의 상태는 몸으로만 끝나는 것이 아니라 정서를 이루고 느낌을 만든다."

기공 3조

정기신 3요소로 나누어 말하고 있지만 사람을 셋으로 나누어진 존재로 보는 건 아닙니다. 정기신은 하나입니다. 이것이 한 사람의 생명 현상이지요. 정기신은 이해를 위해 나눈 거예요. 정기신에 각각 해당되는 기공의 3요소가 있습니다. 정(精)에 해당하는 조신(調身)은 바른 자세와 동작이에요. 기(氣)는 조식(調息)으로 호흡 조절입니다. 신(神)은 조심(調心)으로 의념, 명상을 말하죠. 각 단어에 조절한다는 조(調)자가 들어가서 기공 3조라 불러요. 기공 3조는 정기신을 조절하는 조신, 조식, 조심입니다.

자세와 동작 : 잘 달리기 위해서는 달리기에 쓰이는 근육을 발달시켜야 합니다. 근육의 발달로 끝나는 건 아니죠. 잘 달릴 수 있는 자세와 동작을 해야 합니다. 같은 달리기여도 단거리와 장거리의 성격이 달라요. 목적에 맞는 근육과 자세와 작전이 필요합니다. 다른 운동도 마찬가지예요. 테니스를 움직이지 않은 채 한 자리에 서서하거나, 배구나 농구를 앉아서 한다고 생각해 보세요. 자세의 중요성은 말할 필요 없는 기본 중의 기본입니다.

각 공법마다 목적하는 바에 따른 자세와 동작이 있습니다. 기공은 기를 운용하죠. 겉보기엔 같은 자세나 동작으로 보일지라도 내면적으로는 달라요. 기는 마음으로 움직이기 때문에 겉만 보고 판단하면 안 됩니다. 목적에 따라 자세가 조금씩 다릅니다. 어느 것이 맞고 어느 것은 틀렸다고 쉽게 말하는 실수를 조심하세요. 자세의 정확성은 중요합니다만 함부로 평가하면 안 됩니다. 의도하는 목적과 이유를 정확히 알기 전에는 말이죠.

호흡 : 음식물 섭취 없이도 어느 정도는 생존이 가능합니다. 그러나 호흡을 4~5분 못하면 뇌세포 파괴로 인해 사망합니다. 성인은 보통 1분에 12~18회, 하루에 2만 번 전후의 호흡을 합니다. 호흡을 하더라도 공기 중 산소량이 부족하면 인체는 정상 활동을 할 수 없어요. 호흡은 우리 생명 활동의 기초입니다. 그리고 몸과 마음의 연결 고리이기도 합니다. 몸 상태가 안 좋으면 호흡이 거칠어져요. 호흡이 거칠면 마음이 불안정하죠. 반대로 마음이 불안정하면 호흡이 거칠고 몸 상태가

나빠집니다.

《한단고기》태백일사 신시본기에 "반드시 묵념하여 마음을 맑게 하고 조식보정(調息保精)케 하니 이것이야말로 장생구시(長生久視)의 술이다" 했습니다. 호흡의 중요성을 말하고 있어요. 호흡법도 자세와 마찬가지로 여러 종류입니다. 각 기공, 공법에 맞는 호흡법이 있죠. 정확히 이해하고 올바른 지도를 받아야 해요. 혼자 수련하는 경우라면 절대 무리하지 마세요. 호흡은 자연스러워야 합니다. 몸과 마음에 미치는 영향이 크기 때문입니다.

명상 : "반드시 묵념하여 마음을 맑게 하고"는 명상에 해당합니다. 기공에서는 이것을 의념(意念)이라 해요. 영어로 표현하면 thought, idea입니다. 어떤 생각을 마음에 두는 염두(念頭)의 뜻이지요. 한 가지에 몰입하면 다른 생각은 사라지고 마음이 고요해집니다. 이때 인체에는 여러 긍정적인 변화가 나타나죠. 의념은 기를 만들고 움직이는 힘입니다.

윤훈중 수진원 원장은《단전호흡과 기의 세계》에서 말합니다.

"단전호흡과 정좌 수련, 그리고 도인체조는 선도 수련에서 빼놓을 수 없는 세 가지 요소가 된다. 이 세 가지 수련법을 병행해서 수련을 거듭함으로써 정기신을 단련시켜 단을 이루는 것, 이것이 선도수련의 요체다. 이 과정에 양생도 있고 깨달음도 있다."

몸과 마음의 건강은 중요한 문제입니다. 그러나 늘 숨 쉬는 공기의 존재를 인식하지 못하듯 건강의 중요성을 간혹 잊고 살죠. 알더라도 바쁜 일상에서 실천하기가 쉽지 않아요. 열심히 살았는데 건강을 잃는다면 참 안타까운 일입니다. 최선을 다해 살았는데 자신의 속사람을 잃는다면 허무하지요. 기공은 종합 관리입니다. 몸과 마음의 단련이 전부 포함됩니다. 수련 방법이 다양하여 선택의 폭도 넓습니다. 쉽게 할 수 있는 자세와 동작도 많습니다. 호흡도 훌륭한 수련법이 될 수 있습니다. 중요한 건, 지금 하는 것입니다.

治療

氣

제3장

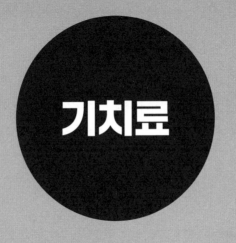

기치료

21

기치료가 뭔가요?

◆

　'기'는 만물의 근본 물질이며 기능의 근원입니다. 인체에서는 생명 활동의 힘으로 작용하죠. 기가 충분하고 잘 움직이는 것은 건강의 조건이며 또 결과입니다. 기치료는 인체의 기를 다루는 건강관리법입니다. 기 흐름을 조절하여 약해진 자연 치유력의 회복을 돕습니다. 자연 치유력이 회복되면 인체는 스스로 생명 활동을 할 수 있죠. 기치료는 생명력을 강화시키는 가장 기본적인 치유 형태입니다. 편안하고 안전한 것이 장점입니다.

대체의학

　인류의 문명이 발달하면서 의료 기술도 크게 발전했습니다. 각종 전염병과 위급상황에서 인명을 구하는 것이 가능하게 되었죠. 그렇다고 모든 질병과 사고, 전염병에서 안전한 것은 아닙니다. 새로운 질병, 새로운 바이러스가 계속 나타나고 있네요. 현재 '코로나 19'의 영향은 대단합니다. 갑자기 나타난 바이러스가 전 세계의 생활 풍속도를 바꿨습니다. 인류는 이 낯선 환경에 당황하며 지구촌의 위기, 재앙이라 말합니다. 팬데믹(감염병 세계적 유행)이란 외래어가 지금은 일상어가 되었습니다.

현대 과학과 의학의 수준은 대단합니다. 인류 지혜의 결산이며 자랑스런 열매지요. 우리의 생명을 지켜주는 든든한 울타리입니다. 그렇지만 100%는 아닙니다. 그 틈새를 채우려는 노력은 늘 있었습니다. 주류의학과의 관련도에 따라서 대체의학, 보완의학, 통합의학으로 구분합니다. 대체의학은 현대의학 치료를 대신합니다. 보완의학은 병의원 치료를 받으며 보조적인 효과를 위해 쓰여요. 현대의학에 보완의학을 더한 것을 통합의학이라 합니다.

기치료는 대체의학입니다. 대한의학회의 대체의학에 대한 정의는 아래와 같습니다. "현재 우리나라 사회에서 인정되는 정통의학, 주류의학, 제도권 의학, 정규의학에 속하지 않은 모든 보건의료 체제 및 이와 동반된 이론이나 신념, 그리고 진료나 치료에 이용되는 행위와 제품 등의 치유자원 전체를 총칭한다." 대체 치료의 종류는 아주 다양해요. 어느 시대 어느 사회에서나 있었습니다. 대표적으로 기를 이용한 기치료가 있습니다. 활법, 지압, 카이로프래틱처럼 손으로 몸을 조절하는 수기요법도 있습니다. 음식요법은 단식하거나 특별한 음식을 섭취합니다. 명상으로 하는 마음 치료, 음악 치료, 미술 치료도 있습니다.

의학 분류의 기준은 일정하지 않습니다. 국가에 따라서 정통의학과 대체의학이 다른 분류에 속합니다. 시대 상황에 따라 변하기도 합니다. 명상이 인정받지 못하던 때가 있었지만 현재는 대중화되었습니다. 그 시대의 과학이 증명하지 못한다고 가치 없는 것은 아니죠. 과학은 안전한 잣대입니다. 그러나 절대적이지는 않습니다. 발전하고 있는 현재진행형이지 완성태가 아닙니다. 정통의학이 아니라고 무조건 배척하는 것은 옳지 않습니다. 무조건적인 추종 역시 피해야 합니다.

기치료, 기치유

사람은 기로 이루어진 존재입니다. 기가 인체 내외를 흐르며 생명 활동을 하지요. 몸의 상태는 기의 상태예요. 기공으로 기의 상태를 알 수 있고 조절 가능합니다. 기치료는 스스로 할 수 있고 타인의 도움을 받을 수도 있는데, 가장 좋은 것은 본인 스스로 하는 것입니다. 언제든 필요할 때 할 수 있으니 가장 편하고 좋은 방법입니다. 그렇지만 본인의 기운이 너무 약하거나 상황이 위급할 때는 예외입니다. 자신의 능력으로 부족할 때는 외부의 도움이 필요하죠. 가족 중에 누군가 기치료를 할 수 있다면 이럴 때 도움이 됩니다.

기치료사가 발공하면 피시술자(환자)의 뇌파가 동조합니다. 곁에 있는 물감에 같이 물이 드는 것과 같아요. 기치료사의 뇌파를 따라서 환자의 뇌 전반에 알파파가 나타나죠. 알파파는 주파수가 8~13Hz로 안정된 상태의 뇌파예요. 피시술자의 뇌파가 안정되면 긍정적 효과들이 나타납니다. 1991년 일본 쇼와 의과대학교에서는 기공사의 손에서 보통 사람의 100만 배에 해당하는 강한 자장을 측정했습니다. 자장뿐 아니라 원적외선, 광자, 특정이온이 기공사의 손에서 나왔습니다. 기공사의 발공은 물리적 효과와 생리적 변화를 일으킵니다.

기치료를 미신이나 비과학으로 생각하는 사람이 있어요. 기를 잘 몰라서입니다. 과학적 실험은 계속 진행되었습니다. 결과도 나왔죠. 일반 대중에게 잘 알려지지 않았을 뿐이에요. 알려져도 '믿거나 말거나' 식으로 대하니 기와 과학은 아직 멀고 먼 사이입니다. 기공의 효과는 말이 필요 없습니다. 해보면 되니까요. 기치료는 응급처치에 유용합니다. 면역력을 강화합니다. 의료비용을 줄입니다. 현대의학의 부족한 부분을 메꾸는 훌륭한 대안입니다.

기치료의 효과

기치료는 환자에게 필요한 기운은 보충하고 나쁜 기운의 배출을 돕습니다. 이렇게 기의 조정이 일어나면 자연치유의 힘이 회복되죠. 몸을 치유하는 것은 몸 스스로의 힘이에요. 기치료는 이 자연 치유력을 회복시키고 강화합니다. 그래서 기치료의 치료범위가 제한되지 않죠. 특정한 병증에만 적용하는 것이 아니기 때문이에요. 몸 스스로 치유하게끔 돕는 가장 기본적이고 안전한 방법입니다. 가벼운 응급처치에서 중증의 병증까지 효과적입니다.

응급처치가 필요할 때는 언제 어디서나 사용할 수 있습니다. 넘어져 상처 났을 때, 부엌일 하다 칼에 베었을 때, 화상이나 동상, 급체, 손이나 발 삐었을 때, 각종 염증, 매운 것 먹고 혀나 위가 아플 때, 멀미, 벌레에 물려 가려울 때 등등. 사용범위가 아주 넓어요. 기치료 할 때 도구가 필요 없다는 것 또한 큰 장점이죠. 아무것도 필요하지 않아요. 그래서 언제 어디서나 할 수 있어요. 병원 치료 중에도 기치료를 병행하면 회복이 빠릅니다. 각종 만성 질환에도 효과를 보입니다.

방태웅 박사는 《기가 세상을 움직인다》에서 말합니다.

"연구 결과들을 종합하면 기공을 스스로 수련하거나 혹은 기공사로부터 기를 받거나 간에 그 효과가 거의 비슷하다는 것을 알 수 있다. 참고로 기공치료의 장점은 통증이 없고 부작용이 없으며 기분이 좋다는 것으로 알려져 있다. 기공의 효과를 미루어 볼 때 예방의학 차원에서 적극 보급하는 것이 바람직한 것으로 판단된다."

과학자(科學者)인 기학자(氣學者)가 내린 결론입니다.

22

기치료가 왜 필요한가요?

◆

문명은 인류의 발전입니다. 자랑스런 결과물입니다. 그중에서도 의료 기술의 발달은 인류의 생존에 큰 역할을 했지요. 치명적이던 전염병과 각종 질병을 극복하여 평균 수명을 늘렸습니다. 그런데 새로운 전염병, 새로운 질병이 계속 나타나는군요. 이에 대처하는 가장 안전하고 확실한 방법은 나 자신의 생명력이에요. 내가 나를 지키는 것 이상으로 좋은 방법은 없습니다. 기치료는 면역력을 키웁니다. 의료비용을 줄입니다. 기공으로 강해진 몸과 마음은 삶을 대하는 자세를 변화시킵니다. 이런 변화들이 행복 지수를 높입니다.

나를 지키는 방법

자연재해와 전쟁, 질병은 인류의 생존을 크게 위협하는 요소입니다.

질병은 자연재해나 전쟁보다는 개인적인 측면이 강하죠. 하지만 전염병은 개인의 문제가 아닙니다. 사회적 위협이에요. 콜레라, 천연두, 결핵, 흑사병, 독감 등은 많은 인명 피해를 냈어요. 19세기에 제너 박사(1749~1823)가 백신을 개발했습니다. 이후 페스트, 장티푸스, 콜레라 같은 전염병을 관리할 수 있게 되었죠. 1980년에는 세계보건기구에서 '천연두 근절선언'을 했어요. 한국은 1993년에 천연두가 완전히 사라졌다고 공식 발표했습니다.

공중위생의 확산, 의료 기계의 발전, 내외과적 수술의 진보로 평균 수명이 늘었습니다. 사회의료보장 시스템도 확립되었습니다. 과거 그 어느 시대보다 훌륭한 의료 혜택을 받고 있는 요즘입니다. 하지만 인류는 여전히 건강하지 못해요. 1970년 이후 에이즈, 에볼라, 사스 등 39개의 신종 전염병이 생겼다고 세계보건기구가 발표했어요. 에이즈는 1981년 6월 최초로 공식 보고되었는데, 20년 만에 전 세계적으로 가장 널리 퍼진 전염병이 되었습니다.

2019년에 '코로나 19'가 나타났습니다. 짧은 기간에 인류의 생활양식을 바꿔버리는 위력을 보이고 있습니다. 전 세계는 이미 지구 공동체예요. 전염병의 전파에 물리적 거리가 문제되지 않습니다. 시간도 마찬가지죠. 개인이나 국가의 노력만으로 해결할 수 없는 수준입니다. 지구촌의 공조가 필요합니다. 백신과 치료제가 개발되겠지만 그때까지 많은 고통을 참고 견뎌야 해요. 이 상황에서 할 수 있는 최선의, 최고의 방법은 무엇일까요?

모든 생명체는 자신을 보호하는 시스템을 갖고 있습니다. 약 38억 년의 세월을 통해 생명체가 만든 체계입니다. 외부에 위험 요인이 많더라도 나의 면역체계가 잘 작동하면 안전합니다. 일상생활은 물론 '코로나 19'와 같은 세계비상 사태에서도 말이죠. 이런 상황에서 중요한 것은 생활 방역과 면역체계 강화예요. 최상의 건강 지킴이는 자신의 면역력, 자신의 생명력입니다. 이것이야말로 가장 확실한 방법입니다. 나는 내가 지켜야 합니다.

기치료의 장점 3가지

구급약 상자

거의 모든 가정에 가정상비약이 갖추어져 있어요. 몇 가지는 늘 휴대하기도 합니다. 그렇지만 언제나 모든 상황에 맞게 완벽하게 대처할 수는 없죠. 꼭 필요할 때에 없을 때도 있거든요. "개똥도 약에 쓸려면 없다"는 속담도 있잖아요. 기치료는 일상에서 언제나 사용할 수 있습니다. 찰과상, 부엌일 하다가 칼에 베인 경우, 화상에 효과가 빠릅니다. 급체에도 효과가 좋습니다. 기치료의 최고 장점은 도구가 필요 없다는 거예요. 응급 상황에서 가장 빠르고 쉽게 대처 가능한 방법이 기치료입니다.

의료비용 절감

경상의료비는 '보건의료서비스와 재화의 소비를 위하여 국민 전체가 1년간 지출한 총액'입니다. 통계청 자료에 의하면 2017년 경상의료비는 130.5조원입니다. 2018년에 143.2조원, 2019년 154조원입니다. 지난 10년간은 국내총생산(GDP) 대비 경상의료비가 6~7%대였는데 8%대로 상승했습니다. 국민 한 명이 일 년에 16.9회의 외래진료를 받았습니다. OECD 국가 평균과 비교해서 2.5배 정도입니다.

기공은 심신을 조화롭고 건강하게 하여 무병장수를 추구합니다. 기공과 기치료의 생활화로 건강을 지킬 수 있어요. 질병 치유가 목적일 때는 각 질병에 효과적인 치료기공을 선택하면 됩니다. 자신에게 적절한 공법을 선택하면 더욱 효과적이죠. 예를 들면 곽림 기공은 암에 효과적인 기공으로 인정을 받습니다. 본인이 직접 수련을 할 수 없는 상황이라면 기치료로 효과를 볼 수 있습니다. 기공과 기치료는 가계 부담을 줄이고 국력을 강하게 합니다.

자신감과 행복감 증대

유엔 산하 자문기구인 SDSN의 '2020 세계행복보고서'에 의하면 한국은 10점 만점에 5,872점입니다. 세계 61위입니다. 7단계 하락했어요. 2017년부터 1인당 국민 총소득이 3만 달러를 넘기 시작했죠. 소득은 높아지는데……행복은 그렇지 않네요. 늘어가는 고독사와 자살률이 심각한 사회문제가 되고 있어요. 이것은 개인의 문제만은 아닙니다. 많은 부분에서 국가 차원의 개선이 필요하죠. 하지만 어쨌든, 나의 행복은 내가 지켜야 하지 않나요? 내 인생이니까요. 그러려면 힘이 있어야 합니다. 건강해야 합니다.

2018년에 국민 1인당 경상의료비 지출이 279만 6000원입니다. 2019년은 297만 2000원으로 평균 6.2%의 증가율을 보입니다. 그런데 이상하죠? 이렇게 의료비에 많은 지출을 하면서도 본인이 건강하다고 생각하는 사람은 32%에 불과하네요. OECD 평균은 67.9%입니다. 우리나라 사람 100명 중 68명은 자신이 건강하지 않다고 생각해요. 그런데 정말 OECD 평균 32명이 병자이고 우리나라는 68명이 병자일까요? 자신의 상태를 정확히 모르면 왠지 더 불안합니다. '건강염려증'이란 병도 있죠. '염려'는 사실을 '알면' 사라집니다. 기공은 기운을 읽는 능력을 발달시켜요. 자신의 상태를 정확히 알면 불필요한 염려는 없어집니다.

생명체는 외부의 위험에서 스스로를 보호하는 장치를 만들었습니다. 내부 상태를 조절하여 자신의 생존과 자손의 번식을 유리하게 하지요. 가장 좋은 건강관리는 이 인체의 생명력을 강화하는 거예요. 기치료는 인체의 생명력을 강화합니다. 자연 치유력을 활성화합니다. 장소와 시간에 구애받지 않고 언제나 할 수 있는 장점이 있습니다. 훌륭한 예방의학으로서 경제적 손실도 줄입니다. 적절한 대응을 적절하게 할 수 있지요. 자신의 상태를 알고 관리하기에 건강염려가 사라져요. 자신감이 회복되고 행복 지수가 높아집니다.

23

기치료는 어떻게 발전했나요?

◆

아프거나 다쳤을 때 우리가 하는 일반적인 행동이 있습니다. 손으로 아픈 곳을 감싸며 빨리 낫기를 바라지요. 이 행동은 손으로 감싸거나 문질러서 혈액순환을 돕는 효과 외에도 자연스럽게 기의 발현과 작용을 일으킵니다. 기치료는 인류의 역사와 함께 시작했다고 봐도 되겠습니다. 20세기에 중국에서 기의 과학적 접근이 시도되고 미국에서는 명상의 과학적 연구가 있었습니다. 모두 긍정적 결과가 나왔습니다. 이후 본격적인 연구가 진행되며 교육과정도 개설되었어요. 과학적 접근과 대중매체의 발달은 기치료의 발전과 보급을 확대할 것입니다.

중국의 기치료 역사

사마천의 《사기》에 약 2500년 전의 명의인 편작의 기록이 있습니다.

편작은 괵국의 태자를 비롯해서 위급한 사람들의 생명을 많이 구했습니다. 그래서 죽은 자도 살려낸다는 칭송을 들었죠. 삼국시대에는 의성 화타(145~208)가 있습니다. 화타는 기심치병(欺心治病)을 말합니다. 기심치병은 마음을 속이면 몸도 속는다는 뜻이에요. 오늘날 플라시보 효과라고 하는 심리요법입니다. 플라시보 효과는 약 1800년 전 옛날부터 사용되었습니다. 효과가 있기 때문입니다. 마음의 힘은 실제적인 효과를 만들어요.

데이비드 해밀턴 박사는 《마음이 몸을 치료한다》에서 믿음이 주는 효과를 말합니다. "이제 우리는 사고와 감정, 믿음이 단지 마음의 주관적인 생각에 불과한 것이 아니라, 뇌와 몸 전체에 실제적인 화학 반응과 물리적 변화를 일으킨다는 사실을 확신하게 되었다." 이어 플라시보가 영향을 미치는 질병의 종류를 나열합니다. 천식, 꽃가루 알레르기, 감염, 통증, 파킨슨병, 우울증, 울혈성 심부전, 협심증, 콜레스테롤 수치, 혈압, 관절염, 만성피로 증후군, 운동 능력, 체중 감량, 위궤양, 불면증, 면역 수준, 성장 호르몬 수준 등등……

전에는 성인의 뇌는 변하지 않는다고 믿었습니다. 그러다 뇌의 가소성이 알려졌어요. 외부의 자극이나 학습에 따라 뇌가 변한다는 것이 뇌의 가소성입니다. 7일 정도 새로운 자극을 주면 뇌가 변할 수 있다는 연구 결과도 나왔습니다. 마음으로 몸을 바꾼다는 동양의 언어가 서양의 과학으로 증명되었죠. 화타는 1800여 년 전에 그 효과를 이미 말했고 사용했어요. 접장전기(接掌傳氣;손바닥을 대고 기를 전해주는 기치료)로 타인을 치료했다는 기록도 있습니다. 기치료가 시술되고 있었습니다.

남북조 시대의 도사이며 의사였던 갈홍(283~343?)은 그의 저서 《포박자》에서 말합니다.

"복약도 장생의 기본이 되지만 거기에 기를 운행시키는 행기법이 병용되면 신속한 효과를 얻을 수 있으며 약을 먹지 않더라도 행기법만으로 그 요령을 터득할 수만 있다면 능히 수백 세를 살 수 있다. 적당히 행기하여 양생을 터득함으로써 외부로부터 병이 침입할 수 없게 만든다."

약은 치료의 기본입니다. 기를 더하면 더 빠른 효과가 있어요. 하지만 약 안 먹고 기만 해도 양생할 수 있다고 합니다. 기의 중요성을 크게 강조했습니다.

도홍경(456~536)은 《양성연명록》에서 "만일 행기하여 백병을 제거하고자 한다면 그 통증을 느끼는 부위가 어디에 있든 바로 그 부위에 마음을 두라. 정신을 집중하여 기를 이끌어 그 곳에 이르도록 함으로써 통소를 공격토록 한다" 했습니다. 이것을 과학적으로 실험한 사람이 이탈리아의 파브리치오 베네데티 교수입니다. 결과는 통증이 사라질 것으로 기대한 신체 부위에 해당하는 뇌 영역에서 천연 진통제가 생겼습니다. 정신을 집중해 생각한 바로 그 부분의 통증이 완화되었죠. 1500년 전 기공의 가르침이 과학으로 입증되었습니다.

중국에서는 1954년 '탕산 기공요양원'을 시작으로 현대적인 기공

병원이 설립되었습니다. 1956년부터 2년 동안에만 약 70여 개의 기공 의료시설이 생겼어요. 베이징에서 가장 큰 종합병원인 시위앤 병원에 기치료를 하는 기공과가 개설되었습니다. 1984년에 베이징 중의학원에 기공학이 필수과목이 되었고, 1985년엔 몇몇 학교에서 석사 학위 과정도 생겼어요. 중국의 문화는 기 문화입니다. 기치료의 교육과 활용은 중요한 문제입니다.

미국의 기치료 역사

20세기에 들어 유럽과 미국 등지에서 서구 문명에 대한 각성이 일었습니다. 그 영향으로 동양의 정신이 서구인의 관심을 끌지요. 1960년대, 인도의 마하리쉬가 이끌던 초월명상이 미국에서 큰 인기를 얻습니다. 마하리쉬의 제자 중엔 비틀즈와 클린트 이스트우드 같은 유명인들이 있었어요. 이들의 유명세 덕분에 초월명상은 더욱 유명해졌습니다. 이 시기에 하버드 대학의 벤슨 박사가 명상에 대한 과학적 실험을 했어요. 그런데 기대 이상의 긍정적 효과들이 나왔습니다. 이 결과에 세계가 놀랐죠.

미국 사회에 동양의 기가 알려지기 시작한 것은 1972년이에요. 미국 닉슨 대통령이 중국을 방문했을 때 수행 기자가 중국의 침술 마취를 보도했죠. 당시 미국에서 기치료가 없었던 것은 아닙니다. 기치료는 어느 문화에나 있었고 치유사들의 활동이 있었죠. 1960년대 미국에서는 심령치유가 유행했어요. 혼, 정신, 심령현상, 초자연적인, 영매, 무당으로 번역되는 사이킥 힐링(psychic healing)입니다. 환자의 몸에 손만 대고 하는 치료법이에요. 손만 대고 치료하는 것을 사람들은 이해 못하죠. 초자연적이거나 플라시보 효과로밖에 생각할 수 없겠죠. 지금도 대부분의 사람들이 기치료를 그렇게 생각합니다.

당시에 헝가리인 기치료사 에스테바니가 미국에서 활동하고 있었어요. 1961년, 맥길 대학의 그래드 박사가 에스테바니아와 함께 여러 실험을 합니다. 갑상선 종에 걸린 쥐를 대상으로 기치료의 효과를 비교했어요. 갑상선 종에 걸린 쥐를 네 그룹으로 나눕니다. 한 그룹은 에스테바니아가 기치료하고, 한 그룹은 사람 체온 정도로 따뜻하게 해줘요. 한 그룹은 일반 사람이 치유사의 행동을 흉내만 냈죠. 나머지 한 그룹은 아무런 처치도 하지 않았어요. 결과는 기치료받은 쥐들만이 갑상선 종의 성장이 늦게 나타났습니다. 다른 쥐들은 모두 갑상선 종의 크기가 커졌습니다.

다른 대학에서 다른 학자들에 의해 실험이 이어졌습니다. 매번 실험마다 기치료의 효과가 입증되었어요. 뉴욕 대학교 간호학 교수인 크리거 박사도 에스테바니와 함께 기치료 실험을 했죠. 이번에는 실험대상이 쥐가 아닙니다. 환자를 대상으로 3차례 실험했는데 전부 효과가 증명되었어요. 통계적으로 이런 결과가 우연히 나타날 확률은 천분의 일이라고 합니다. 천분의 일 확률은 심리적인 효과나 우연으로 볼 수 없는 결과예요. 그녀는 자신의 전공인 간호학에 기치료가 유용할 것이라고 확신했어요. 기치료를 간호학에 접목하고 싶었습니다.

크리거 박사는 기치료사인 도라 쿤츠의 도움으로 교육 프로그램을 완성합니다. 이것을 '약손요법'(therapeutic touch)이라 불렀어요. 치료의 손이란 뜻이에요. 1972년에 뉴욕 대학교 석사 과정에 'Frontiers in Nursing' 코스가 개설되었습니다. 약손요법 홈페이지에 의하면 현재 80개 이상의 대학과 약 90개의 나라에서 교육되었습니다. 그동안 약 100,000명 정도가 훈련받았다고 합니다. 훈련된 간호사들이 병원에서 약손요법을 실천하고 있어요.

기치료는 동서양에서 각각 다른 양상으로 발전했습니다. 현재는 대중매체의 발달로 일반인도 쉽게 접할 수 있죠. '약손요법' '퀀텀터치' '힐링터치' '레이키' 등등 세계 곳곳에 기치료 교육기관이 있습니다. 우리나라에도 기치료를 교육하는 곳이 많습니다. 기치료의 역사와 효용성에 비하면 실제적인 활용은 많지 않습니다. 과학과 의학이 기의 존재를 인정하지 않기 때문이죠. 기의 실체를 밝히는 작업엔 어려움이 많습니다. 그러나 과학적 접근이 계속되고 자료도 쌓이고 있어요. 과학적인 토대 위에서 기치료가 활용될 날이 곧 오겠지요. 기치료는 현재도 계속 발전 중입니다.

24

기치료 원리가 뭐죠?

◆

　인체는 '기(氣)'로 이루어져 있고 '기(氣)'로 작동합니다. 따라서 기가 충만하고 잘 흘러야 생명력이 강합니다. 기가 약하다는 것은 생명력이 약하다는 뜻이에요. 건강할 수가 없죠. 이럴 때 환자의 기 상태를 정상으로 돌리면 자연 치유력이 회복됩니다. 자연 치유력이 회복되어 제 역할을 하면 건강을 회복하지요. 인체의 기 상태가 좋으면 건강합니다. 건강해야 인체의 기 상태가 좋습니다. 기와 건강은 서로 원인과 결과예요. 기는 인위적으로 조절할 수 있습니다. 이러한 기의 성질이 곧 기치료의 원리가 됩니다.

기치료의 자연 치유력 회복효과

　생명체는 스스로 살아갑니다. 38억 년의 진화가 만든 정교한 생명

시스템이 작동합니다. 이것은 크게 대사조절과 기본반사 그리고 면역반응 3가지로 나눌 수 있어요. 대사조절은 필요한 물질을 외부에서 받아 사용하고 노폐물을 외부로 버립니다. 기본반사는 외부의 자극에 대처하죠. 면역반응은 외부의 공격으로부터 자신을 지켜 내부 환경을 적절히 유지합니다. 이 기능들을 못하면 생명은 존재할 수 없어요. 존재의 방법은 생명체가 제일 잘 알고 있습니다. 스스로 알아서 합니다.

문제가 생기면 해결하고 정상 상태로 돌아가려 합니다. 병들거나 다쳤을 때 자연 치유력이 작동합니다. 치유력이 정상적으로 작동하면 곧 회복되죠. 자연 치유력이 약하면 회복이 어렵습니다. 건강하지 않다는 것은 자연 치유력이 제대로 작동하지 못한다는 말과 같아요. '건강'은 이 시스템이 잘 작동하는 상태입니다. 건강은 자연 치유력의 결과입니다. 수많은 질병에서 건강을 지킬 근원적인 방법은 자연 치유력의 증대입니다. 진정한 의사는 내 몸 안에 있습니다.

우리는 요즘 스트레스가 넘치는 환경 속에서 살고 있어요. 스트레스를 받으면 인체는 긴장 상태가 됩니다. 이 상태가 자주 혹은 오래 지속되면 스트레스성 질병으로 발전하죠. 이것을 해결하려고 노력하던 학자들이 명상을 연구했습니다. 결과는 아주 긍정적이었죠. 명상으로 마음을 쉬었더니 몸도 쉬었습니다. 그런데 그것으로 그치지 않았죠. 약이나 수술로 해결되지 않던 병증들이 치유되었습니다. 명상이 자연 치유력을 강화한 결과였어요. 명상은 마음과 몸의 연관성을 증명했습니다. 보이지 않는 마음의 능력이 보이는 몸에서 구체적으로 드러났습니다.

명상을 통한 이완반응보다 좀 더 적극적인 치료 방법이 있어요. 환부에 정신을 집중하는 거예요. 이것은 뇌과학으로도 증명되었습니다. 환부에 집중하면 환부에 해당하는 뇌 부위가 활성화됩니다. 그리고 뇌의 활성화에 따른 변화가 생기죠. 혈액이 모이면서 산소와 영양이 공급되며 치유가 진행됩니다. 기공에서는 오래전부터 "마음이 가는 곳에 기가 간다"고 말했어요. 환부에 집중하면서 마음으로 기를 작동시킨 거예요. 기의 영향으로 자연 치유력이 회복되고 치유 효과도 나타납니다.

기의 성질과 기치료사의 능력

명상의 치료 효과들이 증명되었습니다. 명상은 체온이나 호흡, 맥박, 호르몬 분비 등의 생리 기능을 조절해요. 각종 면역질환과 고혈압, 심장병에도 유효합니다. 스트레스 해소 효과도 탁월하죠. 명상의 효과만도 이 정도인데 기치료의 효과는 더 뛰어납니다. 인체를 조절하는 기의 힘을 능동적으로 사용하니까요. 기치료사는 기를 치료의 힘으로 사용할 수 있는 사람입니다. 명상의 효과로 나타나는 명상치료 효과와 기치료의 결과는 같지 않습니다.

기치료가 가능한 이유는 기의 성질과 기치료사의 능력 때문입니다. 기는 인체의 근본적인 물질이며 생명 활동을 하는 에너지입니다. 이러한 기를 인체의 건강에 적합하게 조정하는 것이 기치료예요. 기는 감각할 수 있습니다. 자신뿐 아니라 타인의 정보도 해석합니다. 기는 움직입니다. 훈련된 사람은 의도대로 기를 작용시킬 수 있죠. 기치료사

는 이러한 기의 성질을 치료에 응용합니다. 기의 힘을 사용하는 실력이 곧 기치료 실력이에요. 기치료사는

- **환자의 기운과 건강 상태를 압니다.**
- **치료에 적합한 기의 질과 양을 다룹니다.**
- **기를 움직임을 조정할 수 있습니다.**

기치료는 본인이 자신을 직접 하는 기치료와 다른 사람에게 받는 기치료 두 가지 유형이 있습니다. 본인이 스스로 하는 기치료가 가장 좋습니다. 본인이 할 수 없는 경우엔 다른 사람의 도움을 받습니다. 남에게 기치료를 받아도 내가 직접 수련하는 것과 같은 효과를 얻습니다. 기를 남에게 준다는 것이 사실일까요? 실험했습니다. 시험자와 피시험자의 뇌파가 서로 같아지는 공조화현상이 나타났죠. 환자의 뇌파가 치료사의 뇌파처럼 변했어요. 환자가 명상이나 기공을 한 적이 전혀 없어도 결과는 같습니다. 공조화 현상은 기치료에서 중요한 부분입니다.

환자의 기운과 건강 상태를 압니다. 공조화 현상은 기치료사가 상대의 기운을 아는 방법으로도 쓰입니다. 치료사가 상대에 집중합니다. 그러면 환자의 몸 상태를 기치료사가 느낍니다. 치료사는 상대의 몸 상태를 자신의 몸에서 똑같이 느끼죠. 이 외에도 다양한 방법들이 있어요. 오라의 형태와 색을 보고 알거나 투시해서 압니다. 보거나 느끼는 찰나의 시간도 필요 없이 그냥 바로 아는 기공사도 있습니다. 방법과 능력의 차이는 있지만 기의 정보적 성질이 활용됩니다.

치료에 적합한 기의 질과 양을 다룹니다. 모든 사람에게 자연 치유력이 있는 것처럼 기치료의 능력도 있습니다. 물론 개인마다 차이는 있죠. 선천적으로 뛰어난 자질을 타고난 사람과 약한 사람이 있으니까요. 훈련에 따라서 기의 성질과 강도가 변합니다. 기치료사는 치료에 적합한 성질의 기와 양을 다룹니다.

기를 움직임을 조정할 수 있습니다. 의도한 대로 기를 넣거나 빼고, 움직일 수 있습니다.

우주 만물은 서로의 기운을 교환합니다. 우리도 그렇습니다. 주변 사람의 영향을 받거나 영향을 주며 살아가죠. 숲이나 바다, 계절 등 자연의 영향을 받아요. 코를 통한 호흡뿐 아니라 우주의 기운도 호흡합니다. 이런 작용들이 원활하여 상태가 좋으면 기분(氣分)이 좋습니다. 기분이 좋다는 것은 기운의 분배가 적절한 상태입니다. 기는 만물의 근본 물질이며 에너지예요. 인체에서는 생명 활동의 힘으로 작용하며, 정보의 성격이 있고, 조절이 가능하죠. 기치료의 원리는 모두 다 이러한 기의 성질에서 나옵니다.

②⑤

기치료사는 어떻게
환자의 기운을 아나요?

◆

　영화에서 이런 모습을 보았습니다. 환자 손목에 실을 감고 그 실의 끝을 의사가 잡더군요. 실에서 전해지는 움직임으로 진맥하는 모습이 마치 마술 같아 보였죠. 지금 생각하면 손목의 실은 단지 수단일 수도 있습니다. 명의 중엔 기치료사가 많았으니까요. 이들은 보지 않고도 병세를 알지만 사람들이 믿지 않죠. 그래서 일부러 눈에 보이는 도구를 사용할 때가 있어요. 복잡하고 비싼 기기를 사용하면 사람들의 신뢰도는 더 높아집니다. 기감은 확실한 감각입니다. 눈과 귀를 사용하지 않을 뿐이에요. 결코 마술이 아닙니다. 무당의 신기(神氣)도 아니에요. 기치료사는 예민하게 발달된 기의 감각으로 환자의 건강상태를 압니다.

　한의학에는 4가지 진찰방법이 있어요. 4진이라 말해요. 망진(望診:눈으로 보아 진찰하는 법) 문진(聞診:환자의 소리와 냄새로 진찰하는 법) 문진(問診;

환자에게 물어서 진찰하는 법) 절진(切診;신체를 직접 만져서 진찰하는 법)입니다. 기치료사는 어떻게 환자의 몸 상태를 알까요? 모두 똑같지는 않습니다. 각자의 방법이 있어요. 방법은 달라도 상대의 기를 기감으로 파악하는 것이 공통입니다. 한의학의 4진 진단을 보조적으로 사용하기도 합니다.

동조화 현상

기의 상태를 알 수 있습니다. 인체를 둘러싸고 있는 오라의 색을 보거나 인체를 투시하는 방법이 있죠. 중국의 명의 화타도 사람의 몸을 직접 투시해서 보았다고 해요. 혹은 상대의 몸 상태를 자신의 몸으로 복사하여 압니다. 어떤 치유사는 보고 느끼는 과정이 필요 없어요. 알고자 하는 생각만 하면 즉시 압니다. 기의 정보 전달은 거리의 멀고 가까움과 상관없죠. 어떻게 알 수 있을까요? 동조화 현상과 양자역학의 이론으로 설명할 수 있습니다.

동조화 현상이란 같아지는 거예요. 기치료사가 환자의 기를 읽거나 치유할 때 동조화가 나타나죠. 시험자와 피시험자의 뇌파가 같아지는 동조화 현상은 여러 실험에서 증명됐어요. 뇌파만이 아니라 체표면의 온도도 같아집니다. 이런 생리적 변화는 기공의 효과가 심리적인 것이 아님을 확실히 보여 줍니다. 기 상태를 알기 위한 동조화 방법은 이렇습니다. 자신의 오감을 지우고 백지상태가 돼요. 그리고 상대의 몸에 집중합니다. 그러면 상대의 기운이 백지에 깨끗하게 복사되지요. 자신의 몸에 상대의 몸 상태가 나타납니다.

'거울 효과'를 아시나요? 우리의 뇌에는 거울 신경(Mirror neuron)이 있어요. 이 신경세포는 타인의 행동을 보면 자신이 그 행동을 하는 것처럼 작동합니다. 상대를 거울처럼 그대로 복사하기 때문에 거울 효과라 해요. 상대의 신체를 바라보면 내 몸의 그 부분이 같이 각성됩니다. 감정도 마찬가지예요. 이것은 모든 사람에게 해당됩니다. 그렇다면 훈련된 기공사가 상대를 바라볼 때 나타나는 효과는 어느 정도일까요? 당연히 일반인 이상이지요. 쉽게 동조화됩니다.

우주 통합성과 홀로그램 이론

《내 안의 물고기》로 유명한 세계적 고생물학자 닐 슈빈 박사는 《DNA에서 우주를 만나다》에서 말합니다.

"우리를 창조의 중심에서 잘 보이지도 않는 구석으로 점점 더 내모는 그 발견 하나하나를 통해, 우리는 서로서로 그리고 다른 종과, 나아가 우주 전체와 전혀 새로운 관계를 맺게 됐다. 우주의 모든 은하들, 지구의 모든 생물들, 지구에 존재하는 모든 원자와 분자와 몸은 깊은 차원에서 연결되어 있다. 그리고 이 연결은 137억 년 전 한 특이점에서 시작된다."

우리 우주는 서로 연결된 하나라고 말하고 있습니다. 닐 박사는 고생물학자예요. 고생물에서 우주로까지 확장된 그의 통찰이 놀랍고도 아름답습니다.

우리 우주의 기원에 대한 여러 이론 중에 빅뱅 이론이 있어요. 빅뱅 우주론에 따르면 우리 우주는 138억 년 전쯤에 한 특이점에서 생겼습니다. 우리가 말로 표현할 수 없는 고밀도 고에너지의 한 점이에요. 그것이 '펑~'하고 터져서 오늘의 우리 우주가 되었다는 것이 빅뱅 이론입니다. 이 이론에 의하면 우리 우주의 모든 것은 한 점에서 시작되었어요. 하나에서 시작된 것들은 하나로서의 속성을 그대로 갖습니다. 우주는 여전히 하나입니다.

홀로그램 이론도 이것을 뒷받침합니다. 홀로그램이란 우리가 흔히 공상과학 영화에서 보는 입체 사진입니다. 홀로그램은 작게 나뉜 조각 하나에도 전체의 모습이 들어 있죠. 반으로 나누어도, 반의 반으로 나누어도, 백분의 일로 나누어도 마찬가지예요. 어느 조각이든, 어떤 크기든 전체의 정보를 고스란히 담고 있습니다. 우주 조각들 역시 우주 전체의 모습을 갖고 있습니다. 작은 티끌 하나에서 우주 전체를 볼 수 있죠. 우주의 작은 부분인 '내'가 우주의 다른 부분인 '너'를 알 수 있는 이론적 근거입니다.

그런데 문제가 있습니다. 작게 나뉜 조각들을 사용하면 영상이 흐릿합니다. 반으로 나뉜 조각은 해상도가 뚝 떨어지죠. 작게 나뉠수록 해상도는 점점 더 낮아져요. 전체의 모습은 볼 수 있지만 희미해서 사용 가치가 없어집니다. 해상도를 높여야 해요. 해상도를 높이는 방법이 무엇일까요? 어떻게 해야 작은 조각으로도 전체의 모습을 선명하게 볼 수 있죠? 그래서 기감이 필요합니다. 기감을 발달시키는 것이 곧 해상도를 높이는 방법입니다.

기감

약 5억 4천만 년 전에 최초의 눈이 생겼습니다. 최초의 귀가 생긴 것은 약 4억 년 전입니다. 약 33억 년이라는 긴긴 세월을 눈이 없고 귀가 없어도 살았습니다. 먹고 자고, 쫓아가고 도망치고, 그리고 번식하며 살았죠. 외부 환경이 열악해지면 상황에 따라 몸을 바꾸며 생존전략을 바꿨습니다. 다섯 개 감각기관이 생겼지만 이것이 전부는 아니에요. 오감 외에 다른 감각이 있습니다.

6감은 전체 정보입니다. 눈이나 귀, 혹은 피부 같은 부분적인 기관으로 아는 것이 아닙니다. 나의 존재 전부로 받아들이는 총체적 정보입니다. 눈이 없어도 귀가 없어도 손이 없어도 나는 상대를 알 수 있습니다. 어떤 무엇에 대해 알려주는 것, 가장 정확한 정보를 제공하는 것은 바로 그 자체예요. 만물은 진동합니다. 이 진동의 모습으로 그것을 알 수 있죠. 상대도 진동하고 나도 진동합니다. 이것을 느낄 수 있습니다.

동양에서 기감은 자연스러운 것입니다. 기공 수련에서 나타나는 현상 중 하나니까요. 그러나 과학으로 설명하려면 과학적 이론과 실험 방법이 필요하죠. 이해를 돕기 위해 자주 인용되는 이론이 우주의 전일성과 통합성입니다. '하나에서 시작한 것은 하나로서의 속성을 계속 유지한다, 작은 부분에 전체의 정보가 담겨 있다.' 실험 결과는 이렇게 나왔지만 과학자들도 아직 어리둥절합니다. 기공사도 설명할 다른 방법을 찾기 힘듭니다. 그들에겐 너무나 당연한 사실이기 때문입니다. 확인하는 가장 좋은 방법은 직접 해보는 것입니다. 기치료사가 환자의 기운을 알 수 있는 이유는 자연의 속성이 그렇기 때문입니다.

(26)

기치료사가 환자를
치료하는 원리는 무엇인가요?

◆

　기는 동양 문화의 바탕입니다. 기공은 기의 양생법이며 인체의 기를
조절하는 건강관리가 기치료입니다. 기의 물질성이 기를 내보내는 기
공사의 손에서 확인되었어요. 적외선과 광자, 이온들이 검출되었지요.
물질뿐 아니라 에너지와 정보로 나타나는 기의 성질이 환자의 상태를
변화시킵니다. 이뿐만 아니라 서로 같아지는 동조화 현상과 공명 원리
가 작용하죠. 이것이 환자를 치료하는 원리입니다. 이 원리로써 기를
운용하는 사람이 기치료사입니다.

기치료의 과학적 배경 이론

　기치료는 오랜 역사를 갖고 있습니다. 동양의학은 기의학이에요. 기

의 사상 속에서 의학이 발달해 왔어요. 그동안은 과학적 설명이 필요하지 않았죠. 동양의학은 확고한 자기 체계가 있으니까요. 지금은 과학의 시대입니다. 기치료 역시 과학적 체계가 필요합니다. 이 과정이 쉽지 않아요. 그렇다 보니 기의 설명과 해석이 부자연스러울 때가 많습니다. 동양의 정신으로 말하던 것을 다른 체계의 언어로 표현하려니 나타날 수밖에 없는 현상입니다. 이해를 바랍니다.

기치료의 과학적 배경이 되는 이론은 앞의 설명과 동일합니다. 홀로그램 이론과 쌍둥이 전자 실험에 의한 전체성과 통합성이지요. 동조화 현상도 중요합니다. 동조화 현상과 홀로그램 이론은 앞에서 다루었습니다. 이제 쌍둥이 전자 실험을 살펴보겠습니다. 이것은 아인슈타인과 양자역학의 논쟁 속에서 탄생했어요. 아인슈타인은 양자론을 인정하지 않았습니다. 1935년에 EPR 역설이란 논문을 발표하죠. "각각의 개체들은 독립적인 존재여서 한 입자가 다른 입자에게 영향을 줄 수 없다." 아인슈타인은 고전 역학에서 말해온 국소성(局所性) 원리를 강조했습니다.

누구의 말이 옳은지 증명해야 했어요. 오랜 시간이 흘러 1964년이 되어서야 실험 이론인 '벨의 부등식'이 나옵니다. 실제 실험으로 증명하기까지는 시간이 더 걸렸어요. 드디어 1982년에 알랭 아스페 팀이 실험을 성공시켜요. 칼슘 원자를 레이저로 때려서 두 개의 쌍둥이 광자를 만들죠. 이 둘은 서로 반대 방향으로 날아갑니다. 광자 하나에 변화를 주고 다른 광자의 상태를 지켜봤어요. 변화가 없으면 아인슈타인의 말이 맞는 거예요. 국소성이 맞다면 서로 떨어져 있는 것들 사이에 변화가 없겠죠. 변한다면 변화에 걸리는 시간이 중요해요. 빛이 도달하는 시간 이전인지 이후인지에 따라 결론이 다르니까요.

결과는 비국소성의 승리였습니다. 천재 아인슈타인이 졌어요. 한쪽 광자의 변화는 그 순간 다른 쪽 광자에도 동시에 나타났어요. 빛이 도달할 시간 안에 말이죠. 한쪽의 정보가 다른 쪽에 전달될 시간이 필요하지 않았어요. 이들은 서로 연결된 것처럼 보입니다. 서로 멀리 떨어져 있는 개별적인 존재이지만 하나처럼 행동하네요. 동시에 같이 변화하는 두 개를 두 개라고 말해야 할까요? 하나라고 해야 할까요? 이 실험은 다른 학자들에 의해서 재검증됩니다. 결과는 같았습니다.

공명·공진의 원리

이해를 돕기 위해 공명·공진 이론을 보겠습니다. 소리굽쇠 실험은 모두 알고 있을 거예요. 소리굽쇠 두 개를 준비합니다. 그중 하나를 건드려 울리게 합니다. 그러면 다른 소리굽쇠도 같이 울리죠. 두 개를 나란히 곁에 두고 해 보고, 점점 멀리 떨어뜨려 놓고도 해 보고. 어린 시절의 참 재미있고 신기한 놀이였습니다. 악기들이 함께 노래하고 사람의 목소리로 유리잔을 깰 수도 있어요. 보이지 않는 것의 힘을 실감할 수 있는 경이로운 순간입니다.

만물은 진동합니다. 각자 자신의 고유 춤사위가 있어요. 건강한 세포의 진동은 건강하지 않은 세포의 진동과 다릅니다. 병든 세포의 진동이 건강한 세포의 진동으로 바뀐다면? 건강을 회복했다는 뜻이 되죠. 어떻게 바꿀 수 있을까요? 기치료사는 기운에 쉽게 공진해요. 환자의 기운과도 공진하고, 자연의 기운과도 공진합니다. 환자의 공진수 즉, 환자의 기운을 치료에 필요한 기운과 연결하면 됩니다. 둘 사이의 다리 역할을 하여 환자의 병약한 공진수를 건강한 공진수로 바꾸죠.

우주 만물 모든 것엔 고유의 진동수가 있고, 이 떨림이 그것의 정체이며 기운입니다. 약성이 있는 약초로 약을 만들어 치료하듯 이런 만물의 기운을 약으로 이용할 수 있어요. 이때 기치료사가 외부 기운과 환자 기운의 연결 매체가 되는 거죠. 기치료사 자신의 기운을 사용하기도 해요. 환자에게 직접 발공하지 않아도 됩니다. 기의 장(기장)을 만들어 치료할 수도 있어요. 기장 안에 있는 사람은 기장의 기운으로 몸이 재조정됩니다.

환자의 진동수가 건강 상태로 바뀌어도 완쾌로 단정할 수는 없습니다. 일시적인 상태일 수 있거든요. 환자 스스로의 자연 치유력으로 만들어진 것이 아니라 외부의 도움으로 된 상태잖아요. 도움이 끊기면 다시 본인의 상태로 돌아가겠죠. 그러나 일단 변화가 생겼기 때문에 치료 전과 똑같지는 않아요. 이 과정을 반복합니다. 그러면 환자의 기운이 점점 더 건강한 상태로 고정되죠. 그러다 환자 스스로 건강한 진동수, 건강한 기운이 될 때가 옵니다. 이 기간은 상태에 따라 개인별로 차이가 있습니다.

기치료에서 기의 작용

노벨 물리학 수상자인 파인만은 아인슈타인과 함께 20세기 최고의 과학자로 인정받고 있습니다. 그는 우주에서 일어나는 거의 모든 현상은 3가지로 설명 가능하다고 말했어요. "광자가 여기에서 저기로 움직인다. 전자가 여기에서 저기로 움직인다. 전자가 광자를 흡수하거나 방출한다." 파인만은 광자와 전자의 변화로 우주 현상을 전부 설명했습니다. 기공사가 발공할 때 여러 종류의 미립자가 나옵니다. 이 미립자들이 기를 받은 사람에게 작용하죠. 이 변화는 심리적인 것이 아닌 명확한 물리적 현상입니다.

생명체엔 미세한 전기가 흐릅니다. 세포막의 안과 밖에서 생기는 이온의 변화로 전기가 발생해요. 우리의 일상은 이 생체전기의 활동으로 이루어져요. 대표적인 역할은 생명체 내의 정보전달과 그에 따른 적절한 움직임입니다. 뇌 기능 장애와 근육 마비, 혈액순환 장애 등 많은 부분이 생체전기와 관련 있어요. 생체전기를 조절할 수 있다면 건강에 큰 도움이 될 거예요. 현재 재활치료 및 미용 프로그램에 미세전류가 활용되고 있습니다. 기공사의 기 역시 전자기적 영향력이 있습니다.

실험 결과, 기는 분자의 구조를 변화시켰습니다. 원자 수준에서도 마찬가지였어요. 구조적인 변화뿐 아니라 각종 화학 변화에도 관여합니다. 세균을 직접 죽이거나 살리기도 하죠. 이러한 기의 작용으로 기치료가 가능합니다. 그렇지만 이런 작용이 나타나게 하는 능력도 필요

합니다. 기치료사가 환자를 치료하는 원리는 무엇일까요? 기의 특징
자체가 기치료의 원리입니다. 그리고 이런 특징이 실현될 수 있도록
훈련된 치료사가 필요합니다.

(27)

기치료는 플라시보 효과인가요?

◆

기는 일반인의 눈에 보이지 않아요. 만져지지도 않습니다. 있는지 없는지 알 수 없는 것으로 병을 치료한다니 믿기지 않죠. 그렇지만 성공적인 사례들이 있으니 무조건 부정할 수도 없어요. 그래서 심리적인 효과, '플라시보 효과'라고 생각했어요. 플라시보 효과는 가짜 약 효과를 말해요. 가짜 약이라도 환자가 믿고 복용하면 진짜 약의 효과가 나타났거든요. 기치료가 플라시보 효과가 아님을 증명해야만 했습니다. 플라시보 가능성을 모두 제거한 실험을 했어요. 결과는? 기치료는 플라시보 효과가 아닙니다.

플라시보·노시보 효과

플라시보(placebo)는 생리 작용이 없는 물질로 만든 가짜 약이에요.

녹말이나 우유, 혹은 식염수를 약처럼 만들어요. 예를 들면 곡식가루로 알약을 만들거나 식염수를 물약처럼 위장하죠. 환자의 치료에 해당되는 약성이 전혀 없게 만듭니다. 그런데 희한하게도 기대한 효과가 나타납니다. 밀가루로 만든 소화제를 먹고 소화가 됩니다. 우유로 만든 수면제를 먹고 잠을 잡니다. 긍정적 생각에 따른 효과가 나타나는 것이 플라시보 효과예요.

현대적 치료제가 없던 옛날에도 치료약이 있었죠. 효과가 좋은 것들은 세대를 이어 계속 사용되었어요. 그 약들의 성분을 분석해봤습니다. 많은 치료제들이 과학적 효능이 없는 것으로 밝혀졌네요. 어떤 것은 인체에 해로운 성분이 포함되기조차 했어요. 과학적 효능은 없는데도 오랫동안 치료 효과가 있었던 사실이 참 신기합니다. 이것이 플라시보 효과입니다. 이와 달리 부정적 심리 상태가 낳는 부정적 결과는 노시보 효과(nocebo effect)라 합니다.

노시보 효과로 유명한 사례가 있어요. 베르나르 베르베르의 《지식의 백과사전》에 '생각의 힘' 이야기가 있습니다. 1950년대, 실수로 선원 한 명이 냉동 컨테이너에 갇혔습니다. 그는 공포에 떨었고 자신이 죽어가는 과정을 쇳조각으로 벽에 기록하죠. 견딜 수 없는 추위와 냉기로 변해가는 자신의 몸. 그 과정을 시간의 흐름에 따라 상세히 기록했어요. 드디어 배가 항구에 도착했습니다. 선장이 죽은 선원을 발견했는데 컨테이너 내부의 온도는 섭씨 19도였어요. 빈 컨테이너여서 냉동 장치가 작동하지 않았거든요. 식료품도 산소도 부족하지 않았죠.

그는 자신의 상상으로 죽었습니다.

플라시보·노시보 효과의 원리

베네데티 박사는 위약 실험의 선구자입니다. 그의 연구에서 '기대'와 '신체 작용의 연관성'을 볼 수 있어요. 뇌에는 각 신체 부위에 해당하는 영역이 있습니다. 인체 어느 부위의 통증이 가라앉기를 기대하면 그 부위에 해당하는 뇌의 영역에 변화가 생겨요. 그리고 특별한 활동이 나타나죠. 자연 진통제가 만들어집니다. 전체 신경계 작용은 아니었어요. 의식이 머무는 그곳의 뉴런 회로에서만 작용합니다. 결정하는 것은 결국 나의 의식이고 나의 마음입니다.

플라시보는 심리적 효과를 넘어 물리적인 효과를 만들어낸다는 것이 증명되었습니다. 그러나 효과를 기대할 때만 나타납니다. 통증에 처방받는 플라시보 가짜 약은 통증을 줄입니다. 통증의 경감을 기대하기 때문에 나타나는 현상이에요. 설탕을 넣은 물약으로 감기가 낫는 것은 그것을 감기약으로 알았기 때문이죠. 기대하지 않는다면 효과도 나타나지 않습니다. 섭씨 19도에서 사망한 선원은 그곳을 냉동실로 믿었기 때문에 저체온증으로 죽었습니다.

플라시보·노시보 효과는 심리상태에 따라 나타나는 심리적, 물리적 결과입니다. 그러니 심리적 요인을 전부 제거하면 기치료의 진실을 알 수 있습니다. 환자가 믿지 않는데 효과가 나타난다면? 치료하는 것도 모른 상태에서 효과가 나타난다면? 그렇다면 당연히 플라시보 효과가 아니죠. 의료계도 약의 효과를 객관적으로 평가하기 위해 이중맹검법(二重盲檢法)을 합니다. 진짜 약과 가짜 약을 무작위로 피험자와 의사에게 주고 실험을 해요. 플라시보 효과를 배제하고 진짜 효과를 알기 위해서지요.

기치료는 플라시보 효과가 아니다

마음가짐에 따라 뇌파가 변하고 신체 기능에도 변화가 생깁니다. 마음가짐은 기치료의 효과에도 영향을 줍니다. 하지만 "기를 믿어야만 효과가 있다. 의심하면 치료가 안 된다"는 말은 틀렸습니다. 초보 기치료사는 그럴 수 있어요. 실력이 약한 데도 효과가 있다면 플라시보 효과일 수도 있습니다. 그러나 전문적인 기치료사는 실력자입니다. 환자가 기를 안 믿어서 기가 통하지 않는다면? 이것이 뜻하는 것은 간단해요. 환자의 기운이 기치료사의 기운보다 더 센 거죠~~!

수술 과정을 다 알아야 수술이 성공하나요? 수술의 성공을 믿어야만 수술이 성공하나요? 그렇지 않죠. 수술은 담당 의료진에 의해 진행됩니다. 물론 환자의 긍정적 마음은 회복을 촉진합니다. 하지만 그것이 수술의 주체는 아니에요. 환자가 수술에 대해 다 알아야 할 필요는 없습니다. 의료진에 의한 수술처럼 기치료 역시 치료의 한 방법이에요. 환자가 믿든 안 믿든 기를 알든 모르든 관계없습니다. 기치료는 기치료의 작용 기제대로 결과가 나타나야죠. 이것을 증명하는 실험이 있습니다.

플라시보와 노시보는 그 효과를 믿을 때 나타납니다. 그렇다면 어린아이나 동물 혹은 식물에게 기치료를 하면 어떨까요? 기치료가 플라시보 효과라면 아무런 변화가 없어야 합니다. 어린아이나 동식물은 이런 의식 작용을 할 수 없거든요. 잠자는 유아에게 기를 보냈습니다. 뇌파에 변화가 생겼어요. 8Hz~13Hz 파장대의 활성화가 관측되었죠. 긍정적 효과를 기대할 수 없는 유아, 그것도 잠들어 있는 중인데도 몸이 반응했습니다. 기의 효과는 플라시보 현상이 아닙니다.

기에 의한 효과인지 암시에 의한 효과인지 구분할 필요도 있죠. 기를 보낸다는 말만 하고 기를 보내지 않았습니다. 뇌파에 변화가 없었습니다. 실제로 기를 보냈습니다. 변화가 있었습니다. 알파파가 증가한 긍정적 효과가 나타났어요. 식물 실험도 있습니다. 식물을 소금물에 넣어서 상하게 하고, 열로 볶아서 거의 죽을 정도로 만들었어요. 중국의 손추린 여사가 45분 발공하니 땅콩이 발아했습니다. 한국에서는 김성한 씨가 4분 만에 감 씨를 발아시키는 모습을 공개한 적이 있어요. 식물에게 플라시보 효과를 기대할 수는 없습니다.

동물 실험도 있습니다. 상처 회복에 대한 그래드의 실험, 카도렛과 폴의 이중맹검법 결과가 있어요. 300마리 쥐를 세 그룹으로 나누었습니다. 기치료사가 치료한 그룹, 일반인이 기치료사 흉내만 낸 그룹, 아무런 처치를 하지 않은 그룹입니다. 2주간의 실험 뒤 기치료를 받은 쥐 그룹의 상처 회복 효과가 확연히 두드러졌어요. 우연히 이런 결과가 나올 확률은 1,000분의 1이라 합니다. 쥐에게 실험내용을 이해시킬 수 없습니다. 플라시보 효과가 나타날 심리적 가능성은 전혀 없죠.

기공사의 기운은 변화를 만듭니다. 지혈이나 화상 혹은 급체나 벌레 물린 상처로 실험할 수 있어요. 기치료는 거짓이라고 강하게 생각하세요. 마음으로 기를 거부합니다. 그 상태에서 기치료를 받으세요. 결과를 보세요. 기를 믿든 안 믿든 기의 효과는 나타납니다. 기치료사의 기가 환자의 생리적 활동을 도왔으니까요. 만약 기의 효과가 안 나타난다면? 당신의 기운이 치료사의 기운보다 훨씬 더 센 거예요. 능력 있으시네요! 기치료사가 되셔야겠어요!

마음의 힘이 증명되면서 플라시보 효과가 강조되었습니다. 기치료 역시 심리치료의 일종이라고 생각했어요. 기치료가 플라시보 효과가 아님을 증명하는 실험이 가능합니다. 기를 인식하지 못하는 어린아이나 동식물을 대상으로 실험하면 되죠. 혹은 잠자는 동안에 발공하거나, 기를 강하게 부정하면서 기치료를 받는 거예요. 이런 상황에서도 기치료의 효과는 나타납니다. 기를 알든 모르든 상관없이 작용합니다. 기(氣)는 자연입니다.

(28)

명상치료와 기치료는
어떻게 다른가요?

◆

명상치료와 기치료는 비슷하게 보입니다. 기공의 바탕에 명상이 있으니 당연하죠. 둘 다 전인적이며 근원적인 건강 관리법으로 안전하면서 효과적입니다. 방법과 효과가 비슷해 보이지만 같은 것은 아닙니다. 이 둘의 작용 기제는 다릅니다. 명상치료는 명상의 효과에 의한 생리적, 심리적 자연치유입니다. 기치료는 기를 적극적으로 이용하는 치료입니다. 명상 외에 기와 관련된 요인들이 필요합니다.

명상

명상은 5천 년 이상의 역사를 갖고 있습니다. 종교인과 수도자 등 특정 계층에서 전해져 왔지요. 일반 대중에게 널리 알려진 것은 20세기 후반으로 최근의 일이에요. 의사와 과학자들이 현대 의료 체계에 명상의 적용을 시도했습니다. 명상이 과학적 연구 대상이 되었죠. 결과는 긍정적이었어요. 명상의 효과가 증명되면서 사람들의 관심도 커졌습니다. 유명인들의 체험 사례는 명상을 한층 더 대중화시켰죠. 지금은 생활 명상으로 자리 잡았어요.

명상의 과정에는 여러 변화와 현상들이 나타납니다. 오랫동안 닫혀 있던 방을 청소한다고 생각해 보세요. 뻑뻑해진 문은 열기도 힘들죠. 힘들게 문을 열면 열린 틈새로 빛이 들어요. 방안의 모습이 조금씩 보이기 시작하죠. 그런데……모든 것이 먼지에 덮여 뿌옇습니다. 먼지를 텁니다. 순간 먼지가 날리면서 방이 더 어두워져요. 시간이 흐르며 먼지는 서서히 가라앉고 방의 모습이 비로소 드러납니다. 창문을 활짝 엽니다. 환한 햇살과 바람이 방 안 공기를 바꿉니다. 걸레로 먼지를 말끔히 닦아냅니다. 환하고 깨끗한 방으로 바뀌었습니다.

문을 열고 나에게로 들어갑니다. 명상은 나를 보게 합니다. 잠재의식 속에 있던 것들이 드러납니다. 이것들이 바로 '나도 알 수 없던 나'입니다. 나도 내가 왜 그랬는지 몰랐던 이유들이 드러나죠. 그동안 작은 구멍으로 쥐와 고양이가 이 방을 드나들었어요. 그것에 반응해서 센서가 움직였네요. 시간이 맞춰진 타이머는 규칙적으로 작동했죠. 어둡고 습기 찬 곳에선 곰팡이가 번져 갔어요. 어떤 행동을 하게 한 나의 내적 요인들입니다. 그 당시엔 알 수 없었던.

청소 중에 여러 일들이 있습니다. 명상도 그렇습니다. 생리적인 변화를 동반하죠. 바뀌는 뇌파가 그것을 증명해요. 내가 세상을 대했던 방식도 깨닫게 되죠. 문으로 들어온 빛이 그림자를 만들고 공중에 퍼진 먼지는 어떤 모양을 만들어요. 그림자와 먼지의 모습을 사람마다 다르게 봅니다. 구름이 되었다가 산이 되었다가 그리운 얼굴로 바뀌기도 해요. 그 모습에 빠져 웃기도 하고 울기도 하죠. 그림자를 보고서 웃고 울고 놀라고 화내고……. 우리들이 살아가는 모습입니다. 그래도, 그러면서도, 청소가 계속되면 나도 방도 정리됩니다.

청소 중에 의외의 일들이 생깁니다. 보물을 찾기도 해요. 먼지에 쌓여서 처음에는 알아볼 수 없었지요. 있는지조차 까맣게 잊고 있었는데 방 청소를 하다가 발견합니다. 의외의 기쁨이고 소득이에요. 방이 깨끗해지면서 살림살이들도 모습을 드러내죠. 기공을 목적하지 않아도 명상 중에 기가 각성됩니다. 치유력이나 초능력이 나타나요. 불가에서는 이런 것에 무심하라고 합니다. 이런저런 것에 관심 두고 있으면 방 청소가 더디잖아요. 수도자는 방 청소 마치는 것이 최우선입니다.

명상치료

MRI나 fMRI는 뇌 영상 기록 장치입니다. 마음을 훈련하면 뇌가 바뀐다는 주장은 이런 기기 덕분에 증명되었죠. "마음으로 몸을 치료한다." 오래된 동양의 말이 서양의 인정을 받습니다. 뇌가소성은 '택시 기사들의 뇌지도' 연구에서도 볼 수 있어요. 런던대학교의 인지신경과학자 휴고 스피어스 교수는 택시 기사들의 뇌를 연구했어요. 도시의 거리를 외우는 것은 택시 기사에게 중요한 일이죠. 택시 기사들이 2~4년간 런던의 거리를 외우는 동안 그들의 뇌가 변했습니다. 기억을 담당하는 해마의 크기가 커졌어요.

오리건 대학 마이클 포스너 심리학 교수팀 역시 같은 실험 결과를 발표해요. 명상하면 전두엽 부위의 대뇌 피질이 두꺼워져요. 이곳은 집중력과 자비심 그리고 의지력을 담당하는 부위예요. 집중력과 의지력이 강한 것과 약한 것의 차이는 일의 결과에서 나타납니다. 자비심 있는 태도와 아닌 것의 차이는 삶의 질을 바꿉니다. 자비심은 행복감과 밀접한 관계가 있거든요. 뇌가 바뀌면 뇌의 각 부분이 담당하고 있는 신체의 기능도 바뀌죠. 몸뿐 아니라 마음도 바뀝니다. 그 결과 삶이 변합니다. 명상치료는 통증 경감에서 중증의 치료까지 접목 중이에요.

명상치료와 기치료의 차이점

잦거나 과도한 스트레스는 몸을 긴장시키고 이와 관련된 병증이 생겨요. 긴장으로 인한 병증의 해소는 긴장을 풀면 됩니다. 명상의 첫 번째 효과는 심신의 이완이죠. 몸과 마음을 쉬게 하여 회복을 돕습니다. 좀 더 적극적인 명상치료는 뇌의 특정 부위를 자극하고 활성화시키죠. 외부의 자극이나 생각으로요. 본인이 스스로 해야 합니다. 반면 기치료는 두 가지 방법이 있어요. 본인이 스스로 하거나 타인의 도움을 받습니다. 두 치료법은 많은 부분이 비슷하지만 기공 상태와 명상 상태가 똑같은 것은 아닙니다.

명상치료는 내가 합니다.

명상은 남이 나를 대신해서 해 줄 수 없지요. 내가 합니다. 그러나 기치료는 내가 혹은 기치료사가 합니다. 기치료는 동조성의 원리가 작용하죠. 기공사가 명상 상태일 때 환자는 기공사와 같은 뇌파로 변합니다. 기치료는 내가 직접 나에게 할 수 있고, 남이 나에게 해 줄 수도 있습니다.

상상요법은 치유 과정을 상상합니다.

기치료는 상상이 아닙니다. 상상요법(이미지 힐링)은 자신의 몸에서 일어나는 치유 과정을 상상합니다. 예를 들면 비만세포를 잡아먹는 모습, 암세포를 권총으로 쏘아 죽이는 모습을 상상하죠. 천사를 등장시켜 치료하기도 합니다. 가능한 구체적으로 과정을 떠올리며 반복해요. 이런 상상은 뇌의 작용을 바꾸고 생리적 화학 변화를 이끌죠. 명상의 뇌가소성 효과입니다. 암 심리치료사 칼 사이몬트 박사는 상상요법으로 암 치료에 성공할 수 있음을 보여 주었습니다. 그러나 기치료는 상상이 아닙니다. 기치료사가 기를 운용합니다.

기치료는 명상치료보다 더 효과적입니다.

기치료는 실제로 존재하는 기의 힘을 사용합니다. 기치료사의 기력과 기를 느끼는 감각, 기를 운용하는 능력의 종합적 결과예요. 기는 환자의 생명력을 강화시키죠. 면역력을 증진시키고 세포 재생을 촉진하여 치유를 돕습니다. 치료의 범위와 효과가 명상치료보다 강력합니다.

　명상의 역할은 다양합니다. 본질적인 구도의 방법 외에 치료 방법으로도 훌륭합니다. 명상의 효과는 현대인의 시대적 요구에 아주 적절히 적용되지요. 명상치료와 기치료는 많은 부분에서 비슷합니다. 마음의 힘을 사용하는 치료법이기 때문이에요. 하지만 치료의 방법론에서 이 둘의 작용 기제는 다릅니다. 기치료는 기의 힘을 운용한 건강관리예요. 치료에 더 특화되었습니다.

㉙

기치료하면 기가 빠지나요?

◆

각 사람의 능력과 상황에 따라 다릅니다. 기공사의 능력도 천차만별이고 환자의 상태도 그렇습니다. 이 둘의 관계를 함께 봐야 합니다. 그리고 자신의 능력에 맞게 힘을 사용해야 합니다. 생각이 뇌를 바꾸고 생리적인 변화가 생긴다고 밝혀졌지만 한계가 있죠. 생각을 많이 한다고 무한정 뇌가 커지지는 않습니다. 기를 운용하는 능력도 그렇습니다. 간단하게 답할 수 있는 것은 아니지만 "기치료하면 기가 빠지나요?"에 대한 답은 이렇습니다. "각 사람의 능력과 상황에 따라 다릅니다."

기치료하면 기공사의 기운이 빠진다는 말과 그렇지 않다는 주장이 있습니다. 흔히 "기를 준다"고 표현하기 때문에 기를 준 사람의 기가 줄어든다고 생각하죠. 기공사의 손에서 광자와 기타 여러 미립자들이 나온다는 실험 결과도 있으니까요. 그에 반대하는 의견도 있어요. "기공사가 자신의 기운을 쓰면 기운이 소모되어 부족해진다. 그러나 우주의 기를 사용하면 기가 빠질 염려가 없다. 우주 에너지는 무한하기 때문이다. 오히려 기공사의 기운이 더 좋아진다." 둘은 서로 상반된 의견입니다.

아주 오래전부터 '엄마 손은 약손'이었죠. 질병으로 고생하는 자녀를 쓰다듬는 어머니의 손은 치료 효과가 있었어요. 그러다 자신에게 특별한 능력이 있다는 것을 알기도 해요. 자녀를 위해서라면 무엇이든 아까울 것이 없는 부모입니다. 자신의 모든 것을 자녀를 위해 사용합니다. 자신에게 치료의 능력이 있다는 것을 안 뒤에는 더 열심히 합니다. 자신의 기운이 빠지든 말든 아랑곳하지 않아요. 자신의 기가 자녀에게 좋은지 아닌지 그것만 걱정하지요. 본인들도 병약한 경우가 있거든요…….

모든 것을 다 주어도 전혀 아깝지 않은 아들딸입니다. 그렇지만 부모의 몸이 상할 수 있다면 조심해야죠. 타인을 돕는 기치료지만 기공사가 다칠 수 있다면 예방해야죠. 기치료 후에 기공사의 몸에 어떤 변화가 있는지 실험했습니다.

자신의 기운을 사용한 기공사와 자연의 기운을 사용한 기공사를 비교했어요. NK세포는 자연살해세포입니다. 인체에서 1차 방어 작용을 하는 아주 중요한 면역세포예요. 발공 전후 기공사의 NK세포 변화를 봤어요. 자신의 기운을 쓴 기공사의 NK세포는 활성도가 급격히 감소했고, 자연의 기를 사용한 기공사의 경우는 약간 증가했습니다.

위의 실험에서 '자연의 기'를 사용한 치료는 치료하는 사람과 받는 사람 모두에게 유익했습니다. '기공사 자신의 기'를 사용하는 것은 위험했어요. 하지만 이것이 최종적인 결과는 아닙니다. 좀 더 세밀히 보아야 할 부분이 있어요. 기치료나 기타 초능력에서 중요한 것은 각 사람의 능력입니다. 자신의 기를 사용하는 기공사라도 상황에 따라 달라요. 성인이 5Kg 돌을 드는 것과 7살 어린이가 5Kg 돌을 드는 것은 전혀 다른 얘기죠. 보통의 성인 남자라면 이 정도 움직임으로 NK세포의 활성도가 급격히 감소하지는 않습니다.

7살 아이가 5Kg의 돌을 옮겼다면 많이 힘들 거예요. 힘든 정도는 각 사람의 체력에 따라 달라요. 피로가 회복되는 속도 역시 사람마다 다릅니다. 숨 한 번 고르면 피로가 풀리는 사람이 있죠. 어떤 사람은 이 영향으로 영영 건강을 회복 못 할 수도 있어요. 다양한 상황에서 다양한 결과들이 나타납니다. 기 센 기공사는 자신의 기운으로 치료해도 아무런 탈이 없습니다. 좀 힘들었다면 물 한 잔 마시고 잠시 쉬면 됩니다.

자신의 기를 사용하는 기공사와 달리 자연의 기를 사용하는 경우는 어떨까요? 전혀 위험하지 않을까요? 혹자는 우주의 기운을 사용해 치료하면 기운이 빠지지 않는다고 합니다. 우주의 기운과 환자를 연결하는 통로 역할만 하니까요. 하지만 이 경우 역시 상황에 따라 다릅니다. 통로 역할이 쉬운 것만은 아니거든요. 어떤 재질로 만들어졌는지, 얼마만한 크기의 통로인지에 따라 다르죠. 만약의 경우도 있어요. 통로의 재질이 부실하거나 일부분에 구멍이 났다면? 환자의 기운이 통로를 뚫고 나옵니다. 찢어진 틈새가 벌어져 통로가 완전히 망가지기도 합니다.

기운 좋은 사람들이 모여 좋은 기운을 받는다면 전체의 기운이 좋게 상승합니다. 기치료의 경우는 달라요. 사고나 질병으로 아픈 사람과 함께 하는 일이죠. 병의 기운을 건드리고 다스리는 일입니다. 자신의 능력을 알아야 해요. 그 범위 안에서 일해야 합니다. 여기서 자신의 능력이란 기공사가 직접 사용하는 내기(內氣)만을 말하지 않습니다. 우주 자연의 기를 사용하는 경우엔 통로로서의 역할도 말합니다. 기공사들은 일반적으로 이 두 가지 방법을 다 사용합니다.

우리 주변은 기운으로 가득 차 있죠. 컴퓨터나 가전제품에서 나오는 전자파도 기운입니다. 금이나 은, 자수정 같은 제품도 기운을 발산합니다. 산엔 산의 기운이 있습니다. 달이나 태양도 기치료에서 사용하는 자연의 기운입니다. 기치료는 우주 만물 자연의 기운을 이용합니다. 필요에 따라 적절히 특정한 기운을 피하거나 사용하죠. '나' 역시 기운입니다. 기치료하면 기가 빠집니다. 기가 안 빠지기도 합니다. 기를 더 받을 때도 있습니다. 정답이 하나만은 아닙니다. 항상 상호 관계 속에서 봐야 합니다.

기 건강상품이 진짜 효과 있나요?

세상 만물은 모두 기를 발산하는 기운체입니다. 서로 기운을 주고받아요. 기분이 좋은 사람과 함께 있으면 내 기분도 좋아집니다. 기운 좋은 장소에 머물면 저절로 힘이 납니다. 좋은 기운을 담고 있는 상품도 도움이 됩니다. 하지만 일반인은 기를 느끼지 못하니 품질을 판단하기 힘들죠. 이것을 이용해 과대광고 혹은 가짜가 상품화되기도 합니다. 기 상품 역시 다른 상품과 마찬가지입니다. 내게 꼭 필요한 물건인지, 적정한 가격인지 여러 번 생각하고 구매해야 합니다. 어떤 기 상품에 절대적인 가치를 둘 필요도 없습니다. 나의 건강에 관여하는 기운이 그것 하나는 아니거든요.

OECD 자료에 의하면 2018년 한국인의 기대 수명은 남자 79.7세 여자 85.7세입니다. 사망 빈도가 가장 높은 연령이 90세 이상이면 백세 시대라고 말해요. 우리는 백세 시대의 문 앞에 와 있습니다. 기쁨

반, 걱정 반입니다. 장수는 기쁜 일이지만 병으로 고생하는 장수는 힘들거든요. 무병장수해야죠. 이런 인식은 건강에 대한 관심을 크게 높였습니다. 먹고 입고 자는 일상의 모든 것이 건강과 연결되었어요. 건강식품 판매량도 크게 늘고 있습니다.

건강에 좋다거나 복을 부른다는 물건이 있습니다. 이런 것은 동서고금을 막론하고 늘 인기 품목이에요. 무병장수와 부귀영화를 싫어하는 사람은 단 한 명도 없으니까요. 구할 수만 있다면 구하려 합니다. 문제는 어느 시대나 어느 곳에서나 가짜가 늘 있다는 사실이죠. 요즘은 기술이 발달해서 가짜를 진짜처럼 똑같이 만들어요. 화원에서 이슬 머금은 장미꽃을 봤는데 조화와 생화를 구분할 수 없었어요. 진짜가 가짜 같고, 가짜가 진짜 같아요.

침향은 약성이 뛰어난 약재로 고가의 상품입니다. 하품이 상품으로 위장하고 가짜가 진품으로 거래됩니다. 고가의 상품인데 가짜가 많으니 감정사의 감정 방법과 기술이 발전합니다. 감정 기술이 발전하니 가짜를 만드는 기술도 더더욱 발전하네요. 침향을 구분하는 방법은 겉모습이나 냄새만이 아닙니다. 일부분을 태워 연기의 모습을 관찰하죠. 남은 재의 상태도 봅니다. 그런데 그것까지도 똑같이 가짜를 만든대요. 정말 대단합니다.

겉모습, 향, 연기, 재까지 똑같이 만들어도 기운까지 똑같이 만들 수는 없어요. 만약 그렇게 만들었다면 그것은 가짜가 아니죠. 기운이 같다는 것은 성질이 같다는 뜻입니다. 성질이 같다면, 약성이 똑같다면 그건 진짜입니다. 가짜를 진짜로 만들 방법은 없습니다. 가짜가 진짜가 될 수도 없을뿐더러 속일 수도 없어요. 기운은 '알 수 없는 묘한 것'이 아니에요. 완벽하게 똑같이 만든 침향이라도 진짜와 가짜의 기운은 확연히 다릅니다.

물질마다 고유의 기운이 있습니다. 좋은 기운을 발견하면 그 기운을 이용할 수 있어요. 산이나 바위, 명당에 머물며 기운의 도움을 받을 수 있죠. 크기가 작은 것은 몸에 지니고 다녀도 좋습니다. 잘 활용하면 기대 이상의 큰 효과를 볼 수도 있어요. 기공사가 기운을 더 넣어 강도를 강하게 만들 수도 있습니다. 기운을 특히 더 잘 지니는 물질들이 있지요. 그런 것에 기운을 넣으면 기운이 오래 유지됩니다. 물론 사용하는 환경에 따라 기운의 보존 기간이 변합니다.

기공사가 기치료를 할 때 보통은 직접 기를 발공합니다. 때로는 기를 넣은 물질을 사용합니다. 기를 넣은 물이나 손수건, 모자, 인형 등등……. 이 방법은 본인이 자가 치료할 때도 유용합니다. 기를 넣은 물건을 몸에 지니고 있으면 되니 편하죠. 기 액세서리를 착용하는 것도 방법입니다. 물에 기를 넣은 기수(氣水)는 자주 사용됩니다. 이것은 약수(藥水)입니다. 기운을 담는 물질의 성질과 사용하는 기운에 따라 사용 기간이 정해져요. 적절한 관리가 필요합니다.

기가 강하다고 좋은 상품은 아니에요. 어떤 성질의 기인지가 중요하죠. 아무런 효과 없이 기운만 강한 것도 있습니다. 효과가 없기는커녕 강한 기운 때문에 도리어 해로울 수도 있어요. 강한 기운은 주위 기운을 누르죠. 자신과 조화롭게 어우러지는 기운, 생명력을 강화시키는 기운이 좋은 기운이에요. 때로 기 몸살을 앓기도 합니다. 이삼 일에서 일주일 정도 지속되는데 이것은 걱정하지 않아도 됩니다. 기 몸살 후, 한단계 성장한 자신의 모습을 볼 수 있습니다.

기 건강상품에 대한 불만의 형태는 다양합니다. 아무런 효과 없는 가짜를 진짜로 알고 살 수도 있어요. 이 경우는 정말 비도덕적인 상거래입니다. 이와 달리 만족도에 따른 불평도 있지요. 자신이 기대한 효과와 실제 효과가 다른 경우예요. 이런 경우 잘잘못을 따지기가 참 어려워요. 만족도는 주관적이니까요. 파는 사람이 생각하는 상품의 가치가 있고, 사는 사람이 생각하는 가치가 있습니다. 이 둘이 서로 일치하기가 쉽지 않아요. 가격대가 높지 않으면 호기심의 충족으로 만족하겠지만 고액의 경우는 다르죠. 다투지 않을 수 없어요.

상거래에서 판매자와 구매자 간의 시시비비는 자주 있는 일이죠. 기 건강상품은 다른 상품보다 좀 더 복잡합니다. 특수성 때문이에요. 기감이 없는 사람은 기 상품의 품질을 정확히 알 수 없죠. 또 한 가지는 기의 가치를 돈으로 환산하는 것이 어렵다는 것입니다. 개인의 주관적 범위가 크고 객관화하기 어렵습니다. 과도한 기대를 갖거나 고액의 상품을 구입 할 때는 주의하세요. 기 상품 역시 다른 상품을 구매할 때와 똑같습니다. 내게 꼭 필요한 물건인지, 내 형편에 적정한 가격대인지 신중히 생각하세요. 그리고 상도의를 갖춘 곳, 믿을 만한 곳을 이용하십시오.

자발공이 기치료인가요?

◆

자발공(自發功)은 몸이 저절로 움직입니다. 배워서 익히는 노력과 수고가 필요하지 않죠. 그러면서도 치유 효과가 있으니 아주 매력적인 방법입니다. 자발공으로 효과를 얻은 사례는 많아요. 자발공을 위주로 하는 수련단체가 있습니다. 한편 피해 사례 역시 많습니다. 아무리 효과가 좋아도 1%의 나쁜 사례가 있다면 조심해야 하지 않을까요? 지도자의 지도 없이 하는 것은 권장되지 않습니다. 기공은 단순한 육체적 운동이 아니에요. 몸과 마음에 강력한 영향을 미친다는 것을 늘 잊지 마세요.

기공의 분류

기는 우주 만물의 근본 요소이며 에너지이고 또 정보로 말할 수 있습니다. 기를 자신의 목적에 맞게 사용하는 능력을 개발하는 것이 기공이죠. 기공의 목적은 사람마다 달라요. 병을 고치려는 사람이 있고 잠재 능력의 개발이 목적인 사람이 있어요. 학문으로 연구하는 학자도 있습니다. 병을 고치기 위한 기공은 두 가지로 나뉘어요. 자신의 건강을 위한 방법과 타인의 건강관리 방법이 다르죠. 목적에 따라 기공의 종류와 방법이 다릅니다.

기공은 크게 연기공과 경기공으로 분류해요. 연기공(軟氣功)은 단어의 뜻 그대로 부드러운 기공이에요. 개인의 건강과 잠재 능력을 개발하기 위한 수련이지요. 경기공(硬氣功)은 무술기공으로 연기공과 달리 강한 기운입니다. 수련 중에 몸을 움직이는지 아닌지에 따른 분류도 있습니다. 조용히 앉아서 하는 수련은 정공(靜功), 몸을 움직이는 수련은 동공(動功)이라 합니다.

자세에 따라 분류하기도 합니다. 앉아서 하는지, 누워서 하는지, 걸어 다니며 하는지 등등……기공 수련이라면 보통 고난도의 몸 수련 장면을 떠올리죠. 무공 수련 모습은 영화에서 자주 볼 수 있어요. 수련자들이 물동이 짊어진 채 산을 뛰어다닙니다. 손으로 나무를 자르고 바위를 부숴요. 폭포 아래서 거센 물줄기를 맞으며 며칠씩 앉아 있기도 합니다. 참 대단합니다. 그런데 기공 수련이 모두 이렇게 고생스럽기만 한 것은 아니에요. 편하게 누워서 하는 방법도 있어요. 의외지요? 편히 누워서 할 수도 있고, 가만히 있는데 저절로 되기도 합니다. 자동으로 말이죠.

자발공

동공은 정해진 방법과 순서에 따라 움직입니다. 동작과 호흡과 마음이 하나가 되어야 해요. 3가지가 하나가 되어 자연스럽게 되려면 많은 노력이 필요하지요. 처음엔 단순하고 쉬운 동작부터 시작합니다. 익숙해지면 다음 단계로 가는 과정을 계속 밟습니다. 자발공은 다르죠. 몸이 저절로 움직여요. 나의 의지로 어떻게 하는 것이 아니라 저절로 됩니다. 그렇다고 그것을 인식 못하는 건 아니에요. 내가 하는 행동을 내가 알죠. 멈추려 하면 멈출 수 있습니다.

기치료 중 자발공이 나타나기도 합니다. 자연스러운 일이에요. 환자 몸의 기운이 조절되는 과정에서 나타나는 움직임이니까요. 근육이 가볍게 떨리는 정도에서 용트림하듯 커다란 움직임까지 다양한 모습입니다. 누워 있는 몸이 공중에 떠 있는 것처럼 보일 때도 있죠. 자발공 후에는 훌륭한 마사지사에게 관리받은 것처럼 전신이 시원합니다. 자율신경계가 자극되어 신체가 조화롭게 변하죠. 막힌 경락이 뚫리면서 기혈 순환이 원활해져요.

자발공의 장점은 효과가 즉시 나타나고 방법이 간단하다는 거예요. 반면 위험성을 경고하는 목소리도 많아요. 접신이나 정신적 문제가 생길 수 있습니다. 의식이 주관하는 일상생활 중에는 잠재의식이 드러나지 않지만 수련 중에는 다르죠. 내적 상태와 기운에 따라 다르지만 혹자에겐 이것이 치명적일 수도 있어요. 심신이 약한 사람은 이런 상황을 분별하거나 통제하기 어렵습니다. 그래서 상태를 알고 다룰 수 있는 지도자와 함께 해야 합니다. 사실 어떤 수련이든 지도자의 지도가 꼭 필요해요.

자율신경계 조절과 생리적인 효과를 얻기 위해 자발공을 하는 사람이 있어요. 운동의 효과 때문에 하기도 해요. 그러나 운동 효과를 얻으려고 자발공을 할 필요는 없어요. 운동을 하면 되니까요. 제일 쉽고 편한 것으로 말하자면 막춤이 아닐까 싶네요. 아무렇게 흔들어대는 막춤으로 건강관리 하는 사람도 있죠. 자발공은 기공입니다. 단순한 운동이 아닙니다. 생리적 효과 이상의 힘입니다. 탁월한 효과와 더불어 주의해야 할 사항이 분명히 있습니다.

자발공에 대한 평은 극명하게 나뉘죠. 좋은 수련법과 아주 위험한 방법이란 두 가지예요. 자발공을 주 수련법으로 하는 단체와 수련자가 있습니다. 자발공으로 건강을 회복한 사례들이 많습니다. 한편에서는 자발공은 아주 위험하고 무익한 공법이라 평해요. 어떻게 이런 양극단의 평가가 나올 수 있을까요? 어느 것이 옳은 말일까요? 두 의견이 다 맞습니다. 두 가지 가능성이 다 있습니다. 아무리 효과가 탁월해도 안전해야 합니다. 단 1%의 확률일지라도 위험 요소가 있으면 안 됩니다. 자발공은 지도자의 지도에 따라 하세요. 단순한 흥미로 하는 것은 권하지 않습니다.

㉜

기치료는 손으로만 하나요?

◆

기치료는 기를 이용한 치료법입니다. 기치료의 능력은 기를 다루는 법과 기의 강도입니다. 기는 인간이 손으로 만져서 다룰 수 있는 크기가 아니죠. 물리적인 도구도 필요하지 않아요. 기를 움직이는 힘은 기공사의 마음과 기공사의 몸 전체에서 나옵니다. 기치료의 핵심은 기를 활용한 치료예요. 도구를 사용하는가 안 하는가 하는 것은 기치료의 핵심이 아닙니다. 기치료 할 수 있는 사람이 기로 이용해 치료하면 그것이 기치료입니다.

기는 일반인이 눈으로 보거나 손으로 만질 수 없어요. 치료 과정이나 결과에 대한 의심은 당연합니다. 기의 이런 특징을 이용해서 기공사처럼 거짓 행세하는 사람이 있어요. 기치료를 빙자한 성추행이나 기타 사기성 범죄의 사례가 있습니다. 기 글자를 함부로 사용하기도 하지요. 이런 것들이 기치료의 본질을 왜곡시킵니다. 이것을 우려해 기치료의 남용을 막으려고 목소리가 있습니다. "기치료는 손으로만 하는 것입니다. 다른 도구를 사용하면 안 됩니다." 반면에 "도구를 사용해도 기치료"라고 주장하는 사람도 있습니다. 기치료가 무엇인가부터 짚어 봐야겠습니다.

- **치료기가 있는 사람이**
- **치료기가 필요한 사람에게**
- **치료기를 전달하거나 움직여서**
- **치료 효과를 얻는 방법입니다.**

"기치료는 손으로만 하나요?" 이것은 기를 전달하거나 움직이는 방법에 대한 질문입니다. 기는 어떻게 전달할까요? 물과 같은 것이어서 바가지로 퍼서 날라야 하나요? 전기와 같아서 전선이 필요할까요? "마음이 가는 곳으로 기는 움직인다." 이것은 기공의 기본 원리 중 하나죠. 기를 움직이고 전해주고 받기 위해서 도구가 필요하지 않습니다. 필요한 건 마음의 작용이에요. 기의 힘은 기공사의 몸 전체에서 나오고 기는 마음을 따라 움직입니다.

기치료는 도구가 필요하지 않습니다. 손을 사용할 필요도 없습니다. 먼 곳에 있는 환자를 치료하는 원격치료가 가능한 이유입니다. 기의 원격작용은 공식적으로 인정받았습니다. 중국의 명문 청화대학과 미국 하버드 대학에서 기의 원격 실험을 했죠. 중국 기공사 엄신 선생이 발공했습니다. 수십 Km에서 수백 Km 떨어진 곳까지 기를 보내는 것이 가능했어요. 태평양을 넘어 물질의 분자와 원자 구조를 바꿨습니다. 원격 기치료도 성공했습니다.

기치료는 손만 사용해야 한다는 말은 적절한 주장은 아닙니다. 그런데 왜 손을 사용하는 걸까요? 장풍을 쏘는 기공사는 손으로 발공합니다. 기치료사는 환자의 몸에 손을 얹거나 몸 위에서 손을 움직이지요. 꼭 손을 얹거나 움직여야 할까요? 그것은 아닙니다. 손을 사용하는 이유는 이렇습니다. 손은 '외부로 표현된 뇌'라고 불리는 특별한 부위입니다. 기가 강하게 나오는 곳이며 감각 기능도 뛰어납니다. 기를 감각하고 사용하기 편한 인체 도구예요. 또 손을 가볍게 얹으면 환자도 심리적으로 안정되는 효과가 있어요.

마사지는 대중에게 인기 있는 대체요법입니다. 즉각적인 효과가 나타나는 훌륭한 관리죠. 마사지는 뭉친 근육을 풀고 혈액순환을 돕습니다. 노폐물 배출과 성장 호르몬 분비도 원활하게 해줘요. 성장 호르몬은 자라나는 성장기 어린이에게만 필요한 것이 아니에요. 여러 종류의 물질대사 조절을 하므로 성인에게도 꼭 필요합니다. 마사지의 또 다른 효과는 정서적 안정입니다. 스트레스에 지친 현대인이 마사지를 선호하는 이유입니다.

마사지는 통증을 완화시키고 혈액 순환을 좋게 합니다. 성장 호르몬 분비를 촉진시키고 심신을 안정시킵니다. 이것이 마사지의 일반적 효능이에요. 하지만 마사지사의 실력에 따라 효과는 차이가 있습니다. 숙련된 관리사와 초보 관리사의 손맛은 분명 달라요. 결과도 확연히 다릅니다. 그렇다 해도 마사지는 마사지예요. 숙련된 관리사에게 마사지를 받아도 마사지의 효과뿐입니다. 기치료의 효과는 없습니다. 기치료를 할 줄 아는 관리사는 다르죠. 마사지 중에 기를 운용할 수 있어요. 그것은 마사지가 아니라 기치료입니다.

한의사는 치료 과정에서 침이나 뜸, 한약을 처방합니다. 기 이론을 바탕으로 한 치료법이죠. 그러나 모든 한의사가 기공을 하지는 않습니다. 기의 존재를 모르는 사람도 있어요. 기를 이론으로 아는 한의사와 기공을 하는 한의사의 침술은 효과가 다릅니다. 침이나 뜸을 사용하지 않고 손가락을 대기만 해도 효과가 있습니다. 손을 사용하지 않아도 됩니다. 기치료 능력이 있는 한의사라면 침을 사용하든 손을 사용하든 그것이 중요하지 않습니다.

기치료는 기치료사의 능력으로 하는 행위입니다. 기치료사의 마음으로 움직이고 전신에서 발공됩니다. 자질과 수련의 정도에 따라 기치료의 능력이 나타나지요. 손을 사용하든 사용하지 않든 관계없습니다. 도구를 사용하든 안 하든 그것도 중요하지 않습니다. 기치료에서 절대적으로 꼭 필요한 어떤 도구나 어떤 행동은 없어요. 손으로만 해도 기치료 능력이 없으면 기치료가 아니죠. 도구를 사용하더라도 기의 운용이 중심이라면 그건 기치료입니다. 기치료의 핵심은 기 자체입니다.

33

기치료는 어느 정도 받아야 하나요?

◆

기치료에는 두 가지 유형이 있어요. 자가 치료와 타인 치료입니다. 내가 나를 치료하는 자가 기치료는 기공 수련 중에 자연스럽게 진행됩니다. 특별한 목적으로 할 경우에도 목적이 이루어질 때까지 하면 됩니다. 치료의 기간을 정해 놓을 필요가 없어요. 그러나 타인에게서 받는 기치료는 다릅니다. 치료의 시작과 끝이 분명하니까요. 기치료 관리에 필요한 기간은 일정하지 않습니다. 1회 관리에서 몇 개월까지 다양합니다. 일반적으로는 10회 정도의 관리 기간이 필요합니다. 그 기간이면 기치료의 효과가 객관적으로 나타납니다. 완쾌하지는 못했더라도 기치료의 가치에 대한 판단이 충분할 시간입니다.

거의 모든 가정에는 응급 약상자가 있습니다. 비상약을 갖고 다니는 사람도 있습니다. 하지만 언제나 그렇지는 못해요. "개똥도 약에 쓰려면 없다"는 말도 있잖아요. 늘 갖고 다니다가도 필요할 때에 없어서 곤란한 경우도 있죠. 자가 치료는 내가 나를 치료하는 거예요. 언제 어디서나 사용 가능한 간편한 방법이에요. 게다가 비용도 안 들어요. 가장 좋은 방법입니다. 감기 걸렸을 때나 체했을 때, 부엌일 하다가 칼에 베었을 때, 화상 입었을 때, 벌레에 물렸을 때. 다양한 응급처치 상황에 아주 유용하게 사용됩니다.

중한 병증은 자가 치료가 쉽지 않습니다. 본인의 기운이 약하기 때문이죠. 물론 중증의 병에서 회복한 사람들도 많습니다. 곽림 여사의 항암 기공이 대표적인 사례예요. 곽림 여사를 비롯해 많은 사람들이 기공으로 암을 이겨냈어요. 시간과 노력이 필요할 뿐입니다. 병을 이기고 회복하겠다는 마음만 굳게 갖는다면 가능합니다. 기치료는 예방의학이며 가정의학이에요. 스스로 하는 기공, 스스로 하는 자가 기치료가 가장 좋은 방법입니다.

스스로 자기 치료를 할 수 없을 땐 기치료사의 도움을 받습니다. 내가 수련하지 않았어도 기치료사의 능력이 내 능력처럼 사용됩니다. 관리 기간은 기공사의 능력과 환자의 병증에 따라 달라요. 관리받는 주기와 기간에 따라서도 차이가 있죠. 1주일에 한 번씩 10회 관리를 받으면 두 달 반이 걸립니다. 1주일에 2~3번이면 한 달에 10회 관리가 되지요. 한 달에 10회 관리가 더 효과적입니다. 관리 간격이 3~4일은 안 넘기는 것이 좋아요. 위중하거나 빠른 효과가 필요할 때는 매일 관리가 진행됩니다. 이후 진행 상태를 보면서 조절하죠.

1회 관리로 끝날 때도 있습니다. 치유가 된 경우도 있고 일시적인 현상일 수도 있어요. 기치료를 받는 분은 오랫동안 고생한 경우가 대부분입니다. 피로 회복을 위해 기치료를 받는 경우는 아주 드물어요. 중증 상태를 한 번의 기치료로 정상화하는 것은 힘들죠. 물론 그렇게 하는 기공사도 있습니다. 기적 같은 치유 사례들도 많으니까요. 세상에는 우리가 믿을 수 없는 일들도 참 많습니다. 그런데 이런 기적은 우리가 쉽게 접할 수 없어요. 지금은 우리의 일상 속 일반론으로 얘기하겠습니다.

위가 아프다고 위만 치유해서는 안 됩니다. 허리가 아프다고 허리만 다룰 수도 없죠. 허리는 복부의 장기와 연관되어 있어요. 복부의 약함이 허리의 약함으로 나타날 때가 많습니다. 물론 전신의 뼈와 근육도 바른 상태여야 합니다. 어깨가 아플 때는 어깨 부위에 문제가 있기도 하지만 위나 간이 연계될 때가 많죠. 이럴 땐 간과 위의 회복이 중요해요. 그래야 재발이 안 됩니다. 당장 아픈 어깨만 치유하면 곧 다시 힘들어져요.

간의 기운이 나빠도 어깨 통증이 생깁니다. 단 1회 관리로도 어깨통증은 잘 다스려져요. 하지만 간의 기운을 정상화하지 않으면 어깨 통증이 재발하죠. 장부의 기운을 정상화하는 것은 한 번의 관리로는 힘듭니다. 병원의 외과적 수술은 결과가 바로 나타나죠. 하지만 기치료는 부분이 아닌 전신의 조율이에요. 인체의 자연 치유력 회복에는 돕는 기운과 시간이 필요합니다. 그러니 최소 10회 이상의 관리 기간을 생각하는 것이 합리적입니다.

유전적인 질병이 있습니다. 기는 분자와 원자 수준에서 물리적 변화를 이끌어요. 당연히 유전자에 영향을 줍니다. 동식물의 실험에서 DNA에 유전적 변화를 일으킨다는 것이 증명되었어요. 유전적 요인으로 생기는 문제는 일반 질병보다는 관리시간이 더 필요하지요. 유전적인 것을 바꾸는 것은 간단치 않습니다. 그렇다고 낙심하지 마세요. 이런 상황을 장점으로 바꿀 수도 있어요. 자신의 문제를 바로 알고 잘 관리하면 오히려 더 건강한 삶을 살 수 있죠. 자신의 건강을 믿고 함부로 사는 사람보다 훨씬 더 건강하게 말입니다.

기치료는 마음의 문제도 다룹니다. 마음이나 몸이나 모두 기의 작용이며 기운의 형태로 저장되지요. 상태를 알 수 있고 다룰 수 있습니다. 기치료사는 환자가 내면의 문제를 마주하도록 돕습니다. 병의 원인이 된 감정의 응어리를 풀도록 돕습니다. 기치료를 받으면 몸과 마음이 예전보다 단단해져요. 기공사로부터 기운을 받았기 때문이죠. 이제부터는 본인이 해야 합니다. 스스로 마무리하세요. 그동안 기치료 받으면서 과정을 봐왔기에 준비는 되었습니다. 꼭 해야 합니다. 완전한 치유는 삶의 태도가 바뀌어야 완성됩니다.

기치료는 찰과상이나 염증, 급체, 화상에 효과적입니다. 이런 경우는 단 1회 관리로도 효과가 나타납니다. 중증으로 진행된 병증에는 관리 기간이 더 길어질 수밖에 없죠. 전신의 기운을 재조정하고 생명력을 강화하는 일입니다. 몸이 스스로 치유하기 위한 시간이 필요해요. 지치고 상처 입은 마음도 다스려야 합니다. 병증에 따라 다르지만 10회에서 3개월 정도의 기간이 필요합니다. 첫 번째 관리에서 효과가 분명히 나타나기도 합니다. 보통 5회~10회 관리 시점엔 기치료 효과가 객관적으로 드러납니다.

(34)

기치료 받는데 왜
아픈 곳이 더 생기나요?

◆

　기치료는 대체의학입니다. 현대의학에서 치료 방법을 찾지 못할 때 선택합니다. 대부분 중증의 병증을 갖고 계신 분들이죠. 기치료 관리 중에 다른 병증이 나타날 때가 있어요. 하나가 사라진 후 다른 것이 또 나타나기도 합니다. 마치 양파껍질 벗기는 것과 같죠. 이런 증상들은 대개 하루나 이틀 정도면 사라집니다. 전신이 재조율되고 회복되는 과정을 보여 주는 거예요. 하루 이틀 지나도 증상이 사라지지 않는다면 이와는 다른 문제입니다.

　기치료에 관심이 있는 사람은 대부분 중증 이상의 병증을 갖고 있어요. 이미 여러 의료기관의 치료를 받으셨지요. 그래도 낫지 않을 때 대체의학을 찾게 됩니다. 현대의학에서 더 이상 방법이 없을 때 선택하기도 하죠. 대체의학도 종류가 다양합니다. 기치료는 그중에서도 거의 마지막 선택인 경우가 대부분이에요. 믿을 수 없는, 이상한 것으로 생각하기 때문이죠. 그러니 맨 마지막의 선택이 될 수밖에요. 지푸라기라도 잡는다는 심정으로 기치료를 선택합니다. 가장 믿지 못할 방법에, 가장 절박한 심정과 마지막 희망을 걸 수밖에 없는……. 참 묘한 상황입니다.

절박한 상황, 마지막 희망으로 심신은 더 예민해집니다. 기에 대한 부정적 생각이 새로운 불안을 만들어요. 기치료에 대한 이해 부족과 오해의 골이 의외로 크죠. 기치료사에 대한 정보도 없습니다. 기는 동양의학의 기본이지만 모든 한의원에서 기치료를 하진 않아요. 인터넷에 검색해 봐도 만족스럽지 않습니다. 기치료사와 무속인을 구별 못하는 사람도 있습니다. 혹 근처에 있다 해도 다 만날 수 있는 건 아닙니다. 자신을 외부에 알리지 않는 치료사들도 많죠.

이런저런 노력 끝에 상담 약속을 합니다. 찾아가야 하는 위치도 불편해요. 도시 밖에 있거나 도심에 있어도 외진 곳입니다. 번듯한 외형을 갖춘 곳도 별로 없어요. 상담 시에도 "기가 어쩌구저쩌구" 하는 말만 합니다. 치료할 때도 아무것도 안 한대요. 곁에서 가만히 앉아 있을 거라고 하네요. 그게 무슨 말인지? 이해가 안 되지만 이왕 여기까지 왔으니 기치료를 받아보기로 합니다. 달리 다른 치료법이 없을 땐 믿겨야 본전이겠죠 뭐.

관리실에 수면제를 뿌려놨는지 누우니 잠이 옵니다. 에고……. 이게 무슨 관리입니까……? 그동안 못 잤던 잠이라도 잤으니 됐다 싶지만 아무래도 뒤숭숭합니다. 이게 치료가 맞는 건지, 시간 낭비만 하는 건 아닌지……. 남에게 손가락질 받을 짓은 아닌지……. 그런데 무슨 일일까요? 잠만 자다 가는데 이상하게 몸에 변화가 옵니다. 병원에서 받는 검사 결과가 바뀌네요. 검사 수치가 변하지 않더라도 이것저것 눈에 띄는 변화가 있어요. 이게 진짜 기치료 효과인지? 아니면 전에 했던 다른 치료의 효과가 이제 나타나는지? 다시 아리송해집니다.

반신반의하는 중에도 관리 횟수가 늘어가니 마음이 안정되어 갑니다. 은근한 희망도 솟지요. 이것은 그동안 많이 경험했던 일이에요. 새로운 관리 센터를 갈 때는 희망을 가득 안고 갑니다. 그 희망이 절망으로 바뀌었던 경험들. 그렇게, 그렇게, 그렇게 반복되었던 나날들. 그 기억들은 심중에 희망과 절망의 묘한 쌍곡선을 깊이깊이 새겨 놓았죠. 옛날에 했던 과정을 다시 또 반복할 건지, 아니면 이번엔 치료가 될 건지? 희망으로 설레다가 또 실망하면 어쩌나 싶어서 미리 마음 단속합니다. "이번에도 안 될지 몰라. 그러니 너무 큰 기대 말자……."

이러저러한 갈등 속에서 어쨌든 관리는 계속되었습니다. 본인도 기치료의 효과를 인정하게 되었어요. 그런데 이게 무슨 일이까요? 마음놓고 편안히 지낼 즈음에 복병이 나타납니다. 원래 아프던 곳이 아닌 다른 곳이 아픈 겁니다. 아프지 않던 허리가 아프고, 다리가 아프고, 팔꿈치도 아프고, 심장도 난리를 치네요. 몸의 여기저기에서 뭔가 이상합니다. '기치료 받다가 내가 병을 더 얻나 보다.' '기치료 받다가 이제 죽는가 보다…….' 얼마나 두렵고 무서울까요!

저는 이것을 아주 간단한 단어로 이름 지었습니다. '양파껍질 벗기기'입니다. 기치료는 어느 특정 부위만 다루는 관리가 아닙니다. 건강한 상태에서 손을 베었다든가 화상을 입었다든가 배탈이 났다면 그것만 다스리면 됩니다. 지혈이나 염증, 화상 등은 기치료로 치료가 쉽고 결과도 빨리 나타나죠. 하지만 기치료를 선택한 분들의 건강 상태는 중증인 경우가 대부분이에요. 본인이 느끼든 못 느끼든 이미 많은 부분이 약해져 있고 조화롭지 않습니다.

기치료는 전인적인 치료예요. 치료 과정 중에 몸 전체의 기운이 재조율됩니다. 새로 나타난 통증은 본인의 내적 상태가 겉으로 드러난 거예요. 없던 병이 새로 생긴 것이 아니랍니다. 자세히 기억을 더듬어 보면 그것은 인생의 역사였어요. 학생 때 축구하다 다쳤던 것, 군대에서 맞았던 것, 산에서 다쳤던 것, 기타 등등……치료가 마무리되지 못했던 것들이죠. 그것이 기치료 과정에서 드러나고 치료된 것입니다. 당사자는 다 잊어버린 옛일이겠죠만.

양파껍질 벗겨 보셨지요? 바깥의 거칠고 마른 양파껍질을 벗기면 그 안에 양파껍질이 또 있습니다. 하나 더 벗겨도 양파입니다. 조금씩 더 연한 양파의 결이 계속해서 나타납니다. 사람도 마찬가지예요. 제일 큰 고통의 요인을 해결하면 그 아래에 있던 다른 요인이 드러난답니다. 제일 크게 아팠던 것이 치유되면 큰 통증에 가려 있던 것이 드러나죠. 그걸 해결하면 그 밑의 것이 나타나고, 그렇게 계속 양파껍질 같은 상처들을 벗어갑니다.

기치료는 생명력의 회복이고 강화입니다. 한 부분만의 치료가 아닌 전체의 기운이 관리대상이지요. 유기적인 종합관리예요. 내과, 외과, 이비인후과, 신경정신과, 정형외과 그리고 성형외과 모두 포함됩니다. 그래서 치료대상이 아니었던 곳의 치료도 동시에 진행됩니다. 그 과정에서 새로운 통증이 모습을 드러내곤 해요. 사실은 새로운 것이 아니라 있던 것입니다. 하루 이틀 정도면 가라앉습니다. 만약 하루 이틀 후에도 진정되지 않으면 다른 종류의 문제입니다.

㉟

기치료 잘 받는 방법은 무엇인가요?

◆

기치료를 잘 받는 방법은 무엇일까요? 잘 받아야겠다는 생각도 하지 마세요. 가능한 편한 상태로 지내는 게 좋습니다. 물론 더 좋은 방법은 있습니다. 치료사와의 신뢰도, 기의 지식, 본인의 성실성, 충분한 관리 기간 같은 것이 영향을 주지요. 하지만 이런 것을 염두에 두는 것 자체가 환자에게 부담일 수 있습니다. 그냥 받으세요. 내가 알든 모르든, 믿든 안 믿든 상관없이 기치료는 효과를 보입니다. 그런데 마음 편히 관리 받는 것도 쉽지 않죠. 기치료 과정에 대해 간단히 알고 이해하면 도움이 될 것 같습니다.

기치료 과정

1) 환자는 앉거나 눕습니다. 치료사는 발공(發功) 준비를 합니다.

2) 환자의 기운 상태를 봅니다. 기감으로 읽거나 손으로 감지합니다.

3) 기운을 정상 상태로 조절합니다.

4) 기운을 정리합니다.

5) 상태를 확인하고 마무리합니다.

기치료는 일반적으로 위의 과정으로 진행됩니다. 치료사는 환자의 머리맡이나 곁에서 앉거나 서 있죠. 먼저 자신의 기운을 가다듬어 기치료할 준비를 합니다. 그리고 환자의 기운 상태를 파악하고 진행합니다. 이 모든 과정은 조용히 진행되나 필요할 때는 대화도 해요. 환자들은 대개 잠이 듭니다. 치료사의 뇌파에 환자가 공조하기 때문에 명상 상태가 되거든요. 명상 상태에서는 잠이 들기 쉬워요. 잠이 들지 않더라도 몸과 마음이 이완되어 편안한 상태입니다. 기감이 예민한 사람은 깨어 있기도 하죠. 몸에서 작용하는 기의 움직임이 신기해서 그것에 집중하기 때문입니다.

기의 전달은 기공사의 마음과 전신에서 나오는 공력입니다. 기의 전달은 거리의 멀고 가까움과 상관없어요. 그래서 멀리 떨어져 있든 곁에 있든 무관합니다. 기치료에 손을 써도 되고 손을 쓰지 않아도 됩니다. 원칙적으로 기치료는 도구나 물리적인 압박이 필요하지 않아요. 모든 과정이 기를 통해 가능합니다. 그러나 때로는 효과적인 진행을 위해서 수기요법이나 기타 보조물을 사용하기도 합니다. 스트레칭이나 기공 동작을 시킬 때도 있어요.

치료 방법과 기의 느낌

- 환자의 몸에서 나쁜 기운을 뺍니다.
- 필요한 기를 환자에게 적용합니다.
- 환자의 기운을 조정합니다.
- 보호하는 기운으로 환자의 몸 전체를 둘러쌉니다.

기는 압력처럼 느껴집니다. 주변의 압력과 다르기 때문에 느낄 수 있죠. 압력이 강하면 뚜렷하게, 넓게 퍼져 있으면 안개처럼 감지됩니다. 전기가 흐르듯 찌릿찌릿한 느낌이 들어요. 기운이 막힌 곳은 돌덩이 같은 무게감이 있지요. 그것이 풀어질 때는 시냇물처럼 졸졸졸, 때론 급류처럼 거세게 흐릅니다. 그러다가 몸 밖으로 빠져 나가요. 깊이 있던 기운이 급히 나올 때는 울컥 치미는 느낌이에요. 딸꾹질을 크게 하는 것 같죠. 냉기가 나올 때는 얼음이나 에어컨 바람처럼 차갑습니다.

치유의 기운은 시원하게도 느껴지는데 냉기와는 달라요. 시원하지만 차갑지는 않은 청량감입니다. 치유기가 활동한 뒤 몸 상태가 바뀌면 온기가 퍼집니다. 막혔던 곳이 열리면 기분이 정말 좋아요. 시원하다는 표현만으로는 부족하죠. 어린이들은 이 느낌을 사탕으로 표현합니다. 박하사탕 맛, 아시지요? 박하의 시원하고 쏴~~한 향기를 떠올려 보세요. 가슴에 사탕 하나 넣어 주셨다고 고맙다고 인사하고 가죠. 다음에 "원장님~ 사탕이 없어졌어요. 다시 주세요"라고 말하기도 해요.

오랫동안 화병으로 고생하신 분은 가슴이 심하게 막혀 있습니다. 감정하고도 관련 깊은 곳이죠. 화병이 아니어도 가슴은 위치상 쉽게 기가 정체되는 곳입니다. 이곳을 열어야 전신의 기운이 잘 소통됩니다. 머리부터 발까지 기운이 잘 흘러야만 해요. 이곳은 심장과 폐가 위치한 곳으로 치료상 중요한 곳입니다. 이곳이 활짝 열리면 정말 시원해요. 가슴에서 등 뒤로 커다란 구멍이 생겨서 바람이 슈웅~ 통과합니다. 그 느낌이란! 상상만으로도 시원하지 않나요?

산후풍이나 기타 냉증의 경우는 차가운 기운 때문에 고생이 심합니다. 사람의 몸 안에 어떻게 그렇게 많은 냉기가 있는지 의아할 정도예요. 시리고 추운 고통은 이불을 덮어도 마찬가지죠. 방 안 온도를 높여도 따뜻하지 않아요. 땀이 나면 땀 때문에 더 힘들어져요. 기치료사가 냉기를 걷을 때 마치 폭포수처럼 흘러나옵니다. 많은 양의 냉기가 짧은 시간에 쏟아져 나오니 환자로서는 더 춥고 괴롭죠. 그렇지만 감사해야 할 시간이에요. 냉기가 정리되면 다음 진행이 빨라지니까요.

일반적으로 여성들의 기감이 뛰어납니다. 남성들은 여성에 비해 기감이 둔해요. 70~80%의 남성들은 코 골며 잠자다 가곤 하지요. 여성 환자의 20~30%는 첫 번째 기치료부터 기를 느낍니다. 그렇지 않은 사람도 10회 관리 기간 안에는 거의 기감이 열려요. 물론 100%는 아닙니다. 극히 소수, 전혀 기감이 없는 사람도 간혹 있어요. 기를 느끼는 것과 기치료의 효과와는 관계가 없습니다. 그러나 기를 느끼면 기치료를 확신하게 되죠. 저절로 기 공부도 됩니다. 잠자다 가는 것보단 훨씬 재밌게 기치료를 받을 수 있어요.

기치료 잘 받는 방법

"기를 믿지 않으면 기치료 효과가 없다"고 말하는 사람이 있습니다. 만약 기치료가 플라시보 효과라면 맞는 말이에요. 플라시보나 노시보 효과는 그것을 믿는 사람에게만 나타나는 현상이에요. 믿지 않으면 효과가 안 나타납니다. 기치료는 플라시보 효과가 아닙니다. 기를 믿지 않아도 효과가 분명해요. 어린이나 동물에게 기를 설명하고 이해시킬 수 없어요. 믿으라고 강요할 수도 없죠. 그런데도 기치료의 효과가 나타납니다. 어른보다 어린이가 더, 사람보다 동식물이 기치료에 더 잘 반응합니다. 기치료는 믿음과는 상관없습니다. 믿으려고 억지로 애쓰지 않아도 됩니다.

주치의에 대한 신뢰도는 치료에 영향을 줍니다. 기 역시 그렇습니다. 수용적인 사람은 방어적인 사람보다 수월하게 기를 받아들이죠. 거부하는 마음은 기와 충돌합니다. 일반인이 기치료한다면 이런 것에 영향 받습니다. 한 사람은 기를 보내는데 한 사람은 거부한다면 둘 사이에 아무런 변화가 없겠죠. 거부하는 사람의 기가 더 강하다면 역으로 영향을 받을 거예요. 그러나 기치료사는 훈련된 사람이에요. 상대가 기를 믿지 않아서 못한다면 기치료사의 자질이 부족한 겁니다. 기의 문제가 아닙니다.

적극적이고 수용적인 환자는 소극적이고 의심 많은 사람보다 회복이 빨라요. 어떤 종류의 치료든 마찬가지예요. 기치료도 그렇습니다.

긴장을 풀고, 희망을 갖고, 치료자와 좋은 신뢰 관계를 형성하면 효과는 훨씬 더 좋습니다. 하지만 필수사항은 아니에요. 기치료는 플라시보 효과가 아닙니다. 믿음과 상관없이 기의 힘으로 진행됩니다. 기치료는 정말 편안한 치료 방법이죠. 그 장점을 최대한 누리는 것도 좋지 않을까요? 편안하게 하세요.

기치료 받을 때 좋은 태도는?

◆

한국은 중국과 달리 기치료가 일반적이지 않아요. 기치료에 대한 오해도 많습니다. 긍정보다는 부정적인 경향이 강한 것이 현실이에요. 이런 환경에서 기치료를 선택하게 된 사연들은 참 다양하지요. 치료 과정이나 태도 역시 사람마다 모두 달라요. 자신의 생각만 고집하지 말고 마음을 여세요. 일희일비하지 마세요. 성실하고 이성적인 자세를 유지하세요. 이상이 기치료를 대하는 좋은 태도입니다. 이런 자세는 일상의 삶에서도 중요하죠.

아래의 사례는 2010년, 기치료 고객의 부인이 쓴 후기입니다. 관리 시작 전부터 후까지 아주 성실하고 이성적인 분들이었습니다. 덕분에 어려운 과정들을 함께 잘 넘어갈 수 있었어요. 40대 젊은 나이에 가장이 병으로 고생했습니다. 본인뿐 아니라 가족 모두가 힘들었던 시간이었죠. 하지만 힘들고 아픈 고통의 시간도 인생의 한 부분입니다. 이 과정을 통해서 가족 모두 성숙하였고 행복의 크기도 더 커졌습니다. 모범적인 가족의 사례를 소개합니다.

◉ 기치료 후기 (홍서연 / 40대 / 여)

(상략)

1년 동안 병을 이겨내기 위해 노력하면서 몇 가지 깨달은 것이 있었습니다.

첫째는 내 몸의 주인은 나라는 사실이었습니다. 의사의 권위에 눌려 우리는 병원에서 하라는 모든 것을 하고 의사에게 생명을 맡기지만, 사실 아무리 대단한 의사라도 남편의 건강을 책임져주지는 않더군요. 심지어 동네의 어떤 의사는 수술 후 간단한 소변 검사를 했는데 검사 결과가 정상인지 아닌지 묻자 그건 수술받은 병원에서 판단해야지 자기에게 묻지 말라며 화를 내더군요.

권위적인 의사의 말에 휘둘려, 양방 치료가 아닌 치료들에 대해서 무조건 경시하는 사람들이 많지만, 엄밀히 말해서 양방 의학도 결국은 인류 치유 역사의 일부분일 뿐이라는 것을 고려해야 합니다. 그래서 내 몸은 나 스스로 공부하고 다양한 치료 방법들 중 나에게 맞는 치료법을 선택하는 것은 나 자신이 되어야 한다는 것을 모두들 깨달았으면 좋겠습니다.

둘째는 항상 이성적이어야 한다는 것입니다. 많은 사람들이 기치료를 받는다고 하면 '절박한 마음에 낚였다'고 치부하는 것이 보통이었습니다. 하지만, 저희는 기치료와 관련해서 국내외의 서적을 여러 권 정독했습니다. 휴림 선생님들에게도 무조건 매달리기만 한 것이 아니라 기치료에 대해 궁금한 것은 꼭 묻고 답을 들었습니다. 그때마다 선생님들은 언제나 이성적으로 이해가 가능하고, 여러 실험과 경험으로 검증된 이야기들을 해주셨습니다. 절박한 마음에 아무것도 모르고 남의 말만 듣고 기치료를 받으시려는 분이 있다면 꼭 먼저 기치료에 대해 공부를 하시라고 권하고 싶습니다. 간단하게라도 알고 치료를 받는 것이 치료해주시는 선생님이나 환자 모두에게 도움이 된다고 생각합니다.

셋째는 기치료는 매우 매우 효과가 뛰어난 치료법이지만 모든 병을 씻은 듯 낫게 해주는 기적이 아니라는 사실입니다. 그간 남편이 치료를 받고 공부를 하면서, 그리고 선생님들에게 설명을 들으면서 확신하게 된 것이 있습니다. 그것은 기치료는 오랜 역사를 가진 훌륭한 치료법이지만 귀신이나 하느님이 주는 기적은 아니라는 것이었습니다. 따라서 기치료는 어떤 특별한 능력을 타고난 사람만이 할 수 있는 것이 아니라 우리 모두 공부하고 노력하면 배울 수 있는 훌륭한 학문입니다. 하지만 같은 이유로 기치료는 우리 몸의 병증을 기적처럼 갑자기 낫게 해주지는 못합니다.

10~20년 지속됐던 병증이 당장에 사라지기를 바라는 마음으로 기치료를 찾는 분이 있다면 저는 그 터무니없는 욕심이 병의 근원이라고 말씀드리고 싶습니다. 분명 기치료는 그 어떤 대단한 현대의학보다도 뛰어난 치료 효과를 보이지만 모든 치료가 그렇듯, 기치료도 우리 몸에 해줄 수 있는 한계가

있다는 생각이 듭니다. 나머지 부분은 온전히 환자 자신의 끊임없는 노력으로 극복해야 할 부분이겠지요. 일례로 저희 남편은 비가 오나 눈이 오나 하루에 한 시간 운동량을 꼭 지킵니다.

자기 체질에 맞지 않는 음식은 눈물 나게 먹고 싶어도 입에 대지 않습니다. 그리고 몸에 생기는 병의 근원은 마음에 있다는 생각에 마음공부도 열심히 합니다. 놀고 싶은 것 다 놀고, 먹고 싶은 것 다 먹고, 부리고 싶은 욕심과 화를 다 질러대면서 기치료에만 매달린다면 십중팔구 절대 완치될 수 없다고 생각합니다. 다만 건강을 위해 노력하는 난치병 환자들이나 치료받고 싶은데 치료법을 찾지 못한 사람들에게 기치료는 그 어떤 첨단 치료보다 효과적인 치료법이라는 점은 꼭 말씀드리고 싶습니다.

어떤 마음으로 기치료 받을까요?

- 마음을 여십시오.
- 일희일비(一喜一悲) 하지 마세요.
- 성실하세요.

마음을 여십시오. 사람은 모두 자기 나름의 견해로 세상을 보고 행동하며 살아요. 자신이 자기 삶의 기준입니다. 하지만 새로운 국면에서는 지금까지와는 다른 태도가 필요합니다. 나의 목소리를 낮춰야 해요. 내가 항상 옳을까요? 내가 세상에 대해 전부 알까요? 그렇다면 삶이 재미없을 것 같네요. 배울 것이 아무것도 없는 세상이 재밌겠어요? 세상은 내가 아는 것보다 더 크고, 깊고, 경이롭습니다. 호기심의 눈망울로 마음을 열면 많은 답을 줍니다. 그래서 살 만한 세상입니다.

나와 다른, 내가 모르던 것을 알려는 노력이 필요합니다. 어떤 계기로든 기의 세계와 만났으니 일단 마음을 열어 보세요. 자기의 생각만 주장하면 변화가 있을 수 없어요. 이런 일이 있었습니다. 점잖으신 60대 부부가 기치료 상담을 오셨어요. 설명 중에 물으시더군요. "맨손으로 어떻게 기를 보내고 치료합니까?" 못 믿겠다고 하셨어요. 기를 전혀 모르는 분으로 보였습니다. 그런데 본인은 너무 추울 때 우주의 기를 끌어들여 몸을 덥힌대요. 제가 할 말을 잊었습니다. 자신은 기를 사용하면서, 다른 사람이 기치료하는 건 못 믿겠다네요? 마음을 열어주세요. 자신을 벽에 가두지 마세요.

일희일비(一喜一悲)하지 마세요. 한 번의 기치료만으로 관리의 반이 끝날 때가 있습니다. 이럴 때 환자의 반응은 엄청나지요. 반면 한동안 외형적 변화가 없을 때도 있어요. 명현 반응으로 힘든 때도 있습니다. 매번의 관리에서 좋아지면 웃고 아니면 걱정하는 태도는 버리세요. 기치료는 세포 재생을 활발하게 합니다. 시간을 단축하는 것이지 시간이 안 걸린다는 것이 아니에요. 자연 치유력이 회복되고 스스로 치유하려면 많은 과정들이 있어요. 불안하고 조급한 심정은 이해합니다. 그러나 일희일비하는 태도는 치료사와 환자를 지치게 만듭니다. 아주 많이!

성실하세요. 관리 후기에도 "기치료는 기적이 아니다"라는 글이 있지요. 기 전공자도 아닌 분이 어떻게 이런 생각을 했는지 감탄할 뿐입니다. 기는 자연입니다. 자연의 법칙대로 움직입니다. 기치료는 기의 힘을 사용하는 건강관리 방법이에요. 자연의 힘, 기를 이용해 인체의 건강을 회복합니다. 인체 역시 자연의 법칙대로 움직입니다. 먹고 자고 운동하는 일상사를 건강에 맞춰야 해요. 본인의 생활이 건강해야 합니다. 건강을 해치는 생활을 하면서 건강하길 바라면 되나요?

37

좋은 기치료사의 조건은?

◆

　좋은 선생님은 올바른 지식을 쉽게 가르쳐 주십니다. 훌륭한 요리사는 건강하고 맛있는 음식을 빨리 만들죠. 좋은 기치료사의 조건은 무엇일까요? 빨리 건강을 되찾게 도와주는 사람이 좋은 기치료사입니다. 이건 너무나 분명합니다. 그런데 한 가지 더 간과할 수 없는 것이 있어요. 인품입니다. 기는 에너지 외에 정보의 성질도 있죠. 기치료사가 환자에게 적용하는 기에는 치료사의 정보도 함께 담깁니다. 기공실력과 인품을 고루 갖추어야 좋은 기치료사입니다.

　실력과 인품을 알아보는 방법은 무엇일까요? 분별이 쉽지 않습니다. 우선 겉으로 드러나는 것을 보겠죠. 교육받은 내용과 살아 온 환경, 주위의 평판은 중요한 요소입니다. 이러한 정보를 통해서 한 사람의 평가가 나옵니다. 하지만 명문 학교 졸업생이라고 모두 학식과 인성을 갖춘 건 아니에요. 평판이 좋아도 그 평가를 전부 믿을 수 없지요. 왜곡될 수 있거든요. 선택이란 언제나 어려워요. 중요한 일일수록 선택의 부담감은 커집니다.

선택은 결국 각 개인의 몫이에요. 신중히 선택하고 모든 결과를 인정해야 합니다. 결과가 두려워 선택을 못 한다면 어떤 변화도 있을 수 없죠. 인생의 주인은 나 자신이에요. 숙고해서 결정하고 실행하는 자체가 삶입니다. 두려워 마세요. 여기 도움이 될 글을 소개합니다. 기공과 무관한 분인데 이런 안목을 지녔다는 것이 참 놀랍습니다. 전문가인 저보다 더 뛰어나 보입니다. 앞서 인용한 홍서연 님의 글 일부분입니다.

기치료 기관을 고르는 기준

(상략) 그때 문득 예전에 들은 친구의 이야기가 떠올랐습니다. 친구의 어머니가 자궁을 떼어내는 수술을 하시고 기운이 빠져서 한여름에도 털스웨터를 입어야 하셨는데 기치료를 받고 증상이 많이 좋아졌다는 이야기였습니다. (중략) 마지막 희망을 거는 심정으로 기치료를 받아보기로 했습니다. 그러나 문제는 제대로 된 치료를 해주는 곳을 찾는 일이었습니다. 저희가 기치료 기관을 고르는 데에는 몇 가지 기준이 있었습니다.

- 납득 가능한 정확한 임상 사례가 있는 곳
- 기치료의 치료 가능 범위를 명확하게 제시할 수 있는 곳
- 마치 기치료를 자신들만이 가진 초능력처럼 꾸미거나, 병원에서도

포기한 만 가지 병을 모두 치료할 수 있다는 식으로 사기를 치지 않는 곳
- 기치료를 신병과 연결시켜 기치료와 퇴마사의 일을 한 가지로 여기지 않는 곳

기치료사의 실력

"소화가 너무 안 되고 배가 아픈 상태일 때 치료를 받으면 금방 배에서 꾸룩꾸룩 소리가 나고 속이 시원해지고, 특히 가슴이 매우 답답하고 머리가 쪼개질 듯 아프고 어지러운 상황에서 기치료를 받으면 30여 분 뒤에 거짓말처럼 증상이 사라지는 것을 느낄 수 있다고 합니다. 그 전에는 30분 안에 증상이 사라질 수 있다는 것은 상상도 하지 못했었습니다.

특히 저희 부부가 기치료를 꾸준히 할 수 있었던 것은 치료 후에 눈에 띄게 증상이 호전된다는 점이었습니다. 침 치료 시에는 치료 후 기운이 딸려서 매우 힘들어했는데 기치료는 치료 후 기운이 나고 생기가 돌아서 힘이 났습니다. 치료 3개월에 가까워지는 현재 남편을 괴롭히던 증상은 대부분 사라졌습니다."

기치료로 건강을 회복한 사례 중 하나입니다. 기치료는 일상생활 중의 응급상황에서 가장 빛을 발합니다. 현대 의학이 못하는 부분에서도

많은 경우 효과가 있습니다. 해결의 실마리를 보여 주죠. 기치료는 생명의 힘을 다루기 때문이에요. 기초를 튼튼히 하는 것은 모든 병증에 유효합니다. 그렇다 해도 상태에 따른 적절한 관리가 필요합니다. 가족이 해주는 사랑의 기치료로 낫기도 하지만, 그 힘으로는 안 되는 경우도 있어요.

기치료는 효과가 안정적이고 부작용이 없는 특징이 있죠. 어떤 기치료사를 만나도 일정한 효과를 볼 수 있습니다. 하지만 시간을 다투거나 위중한 경우엔 달라요. 자신의 증상을 다스릴 수 있는 치료사를 만나야 합니다. 정직한 치료사는 이에 대해 충분히 상담해 줄 것입니다. 실력의 차이는 결코 부끄러운 것이 아니니까요. 정직하지 않은 답변이 부끄러운 것이죠. 위의 사례는 일반적으로 전문 기치료사라면 누구나 다 하는 일입니다. 특정 기치료사의 능력이 아닙니다. 기치료의 효과입니다.

기치료사의 인품

어느 분야든지 가장 중요한 것은 실력입니다. 하지만 인품이 나쁘면 진정한 존경은 받을 수 없어요. 기공에서도 인품이 차지하는 비중은 결코 작지 않습니다. 기공은 특이하게도 기공사의 덕성 자체가 실력이 되기도 하니까요. 엄신 선생은 강조합니다. 기공의 최고 기술 중의 최고는 덕성과 덕심, 그리고 덕행이라고. 마음 수련이 기공에서 중요한 부분이지만 엄신 선생은 더욱 크게 강조하죠. 기공은 심신을 같이 닦아야 하는 분야가 틀림없습니다.

인품은 무엇으로 어떻게 나타날까요? 도로에서 '운전이 인격'이란 글을 보았습니다. 사람들은 종종 "돈이 인격이다"는 농담도 합니다. 현시대의 단상이지만 근거 없는 말도 아니죠. 운전할 때나 돈을 대하는 태도에서 그 사람의 인품이 보이는 건 사실이니까요. 그렇지만 기치료 비용으로 치료사의 인품을 평가할 수는 없습니다. 무료로 치료해준다고 인품이 좋고, 돈 받는다고 인품이 나쁜 건 아니죠. 하지만 고액을 청구하거나 돈을 계속 요구할 때는 의심해야 합니다.

치료사의 덕성은 치료기의 질에도 영향을 줍니다. 기치료 능력과 인품을 고루 갖추어야 좋은 치료사지요. 환자는 최고의 실력과 인품의 기공사를 만나고 싶지만 현실적으로 모두에게 가능하지는 않아요. 대신에 본인에게 최선인 기치료사는 만날 수 있습니다. 그 안목은 자신이 키워야죠. 어떤 경우든 내가 선택한 치료사가 내겐 최선의 선택이었습니다. 이제부터는 자기 스스로가 자신의 최고 치료사가 되기 위해 노력하는 건 어떨까요?

38

기치료가 기적인가요?

일반인은 기를 감각하지 못합니다. 감각할 수 없는 것은 당연히 의심스럽죠. 보이지 않는 기로 치료한다는 것은 영화나 무협지 이야기 같아요. 기를 믿지 않는 사람도 많고 오해도 많습니다. 그중 하나는 기치료를 기적이라고 생각하는 거죠. 기적은 과학으로 설명할 수 없어요. 과학으로 설명할 수 없기에 기적이라 말합니다. 기치료는 기적이 아니고 자연입니다. 자연의 법칙과 질서입니다. 과학으로 밝혀진 부분과 아직 밝혀지지 않은 부분이 있을 뿐이죠.

기적의 물

1858년, 프랑스 루르드에 사는 어린 소녀에게 성모 마리아가 나타났습니다. 성모는 작은 흙탕물을 가리키며 마시고 몸을 씻으라 했어요. 소녀가 그대로 했더니 흙탕물은 곧 맑은 물로 넘쳐흘렀죠. 이 소식은 프랑스 전국에 퍼졌어요. 각종 질병으로 고생하던 환자들이 루르드를 방문합니다. 샘물을 마시고 병이 낫는 기적들이 일어났죠. 이후 루르드의 샘물은 기적의 샘물로 불립니다. 지금은 연 500~600만의 신자와 관광객이 찾는 세계적인 순례지가 되었어요.

그동안 나타난 기적은 7,000건이 넘는다고 합니다. 가톨릭 교회와 루르드 당국은 치유 기적의 심사 기준을 만들었어요. 심사를 통과한 사람에게는 완치 증명서를 발급합니다. 2020년 10월 현재, 인정받은 기적 치유사례는 총 70건이에요. 1862년 1월 18일 프랑스인 캐서린이 첫 번째 인물입니다. 2018년 2월 11일에는 베르나뎃 수녀님이 70번째 증명서를 받았죠. 암 환자, 전신 마비 환자, 결핵 환자, 신경장애 환자 등등 각종 중증 장애가 치유되었습니다. 증명서 발급은 엄중한 과학적 절차에 따르기 때문에 종교계를 포함해 전 세계 의사와 과학자들이 신뢰합니다.

알렉시스 카렐 박사(1873~1944)는 프랑스의 외과 의사이며 생리학자예요. 혈관 봉합과 장기 이식 연구로 노벨상을 받은 분이죠. 박사는 생리학뿐만 아니라 심령 현상에도 관심이 많았어요. 루르드를 방문하고 치유의 현장을 직접 목격한 후, 기적은 존재하지 않는다고 믿는 과학자들에게 말해요. "루르드 의학사무국에 기적에 의한 치유사례들이 있다!" 박사는 루르드의 다양한 사례에서 한 가지 필수 요인을 발견하죠. 그것은 기도였어요. 환자 스스로 기도하지 않아도 괜찮아요. 그가 신앙인이 아니어도 됩니다. 주변 사람 누군가가 기도하는 것으로 충분합니다. 기적은 분명 존재한다고 박사는 강조합니다.

이후 여러 단체에서 샘물을 분석했어요. 샘물은 약 알카리성으로 다량의 게르마늄과 활성수소가 포함되어 있죠. 루르드의 샘물을 포함해서 세계에는 4대 기적의 물이 있어요. 독일 노르데나우, 멕시코 트라코테, 인도 나다나 우물이에요. 이외에도 일본, 파키스탄 훈자, 에콰도르 빌카밤바, 우리나라에선 순창 온천수도 인정받는 건강수입니다. 이들은 공통점이 있어요. 물 분자 크기가 작은 약 알카리성으로 미네랄과 수소를 다량 함유하고 있죠. 과학자들은 이런 요인들이 건강에 미치는 효과에 주목합니다.

루르드의 샘물은 신앙인에겐 성모 마리아의 은총입니다. 카렐 박사의 연구로는 기도의 힘이 주는 기적입니다. 과학자에겐 물에 포함된 성분들의 효과예요. 어떤 이가 보기엔 우연히 발생하는 겨우 1%의 확률에 불과합니다. 어느 것이 정확한 답인지 몰라요. 다른 것이 정답일 수도 있죠. 루르드의 기적 말고도 기적은 많습니다. 불교, 기독교, 이슬람교 그 밖의 모든 종교에서 기적은 나타납니다. 기적이 종교의 점유물은 아니에요. 종교 밖에도 기적은 많습니다.

기적을 만드는 방법

기적은 신의 능력으로 나타난다고 합니다. '상식으로 생각할 수 없는 기이한 일', '신에 의하여 행해졌다고 믿어지는 불가사의한 현상'(표준국어대사전)을 기적이라고 해요. 인간의 능력 이상이거나 과학으로 설명 못하는 건 신의 능력으로 생각할 수밖에 없죠. 쉽게 나타나진 않지만 사람들은 늘 기적(奇蹟)을 꿈꿉니다. 임종을 얼마 안 남긴 환자도 기적적으로 완쾌되어 퇴원하길 바라죠. 힘든 삶 속에서 '쥐구멍에 볕 들 날'을 기대해요. 삶이 고단할수록 희망과 기적은 더욱 절실합니다.

우리나라 로또 1등 당첨 확률은 8,145,060분의 1이에요. 가능성이 아주 희박할 때 벼락 맞을 확률이란 표현을 합니다. 복권에 당첨될 확률은 벼락 맞을 확률보다 훨씬 적어요. 그래도 복권을 삽니다. 자신에게 일어날 기적을 꿈꾸면서요. 벼락 맞기보다 힘들다지만 당첨자는 있어요. 때로는 다수의 1등 당첨자도 나와요. 이것의 비밀은 판매되는 복권의 숫자입니다. 기적이 아니면 안 될 확률이지만, 기적을 바라는 사람들 때문에, 기적은 일어납니다. 그것도 매주!

> "노년의 어머니에게 줄줄이 난치병이 발병했다. 설상가상 약 부작용까지 겪자 병원 치료를 중단한 후 치유 공부에 매달렸다. 그러자 그동안 미신처럼 여겨지던 일들, 불치병이 낫고 죽음 앞에서 살아나는 기적의 메커니즘을 과학의 눈으로 이해하게 되었다."

《미라클》의 저자 이송미 씨가 책을 쓰게 된 배경입니다. 어머니의 난치병은 그녀를 여행 작가에서 건강 작가로 바꾸었대요. 작가는 치유의 기적에 대해 말합니다. 기적의 메커니즘을.

인간 능력 너머의 것은 신의 영역, 기적입니다. 그러다 인간의 영역이 커지면 기적은 과학으로 변하죠. 번개가 생기는 원인을 모르던 때가 있었어요. 번개는 신의 힘이었습니다. 하늘에서의 현상이라 하늘의 주신으로 표현했고 풍요를 의미하기도 했어요. 번개가 칠 때 대기 중의 질소가 분해되어 질산과 아질산으로 바뀌죠. 이것이 비료가 되어 농사에 도움이 됩니다. 번개가 많이 치면 풍작이던 경험은 번개와 풍요를 하나로 묶었습니다.

지금 우리는 번개의 신을 믿지 않아요. 번개는 자연현상이니까요. 프랭클린이 1750년에 《전기에 대한 실험과 관찰》을 출간하죠. 책 출간 전후로 번개는 신의 강력한 무기에서 전기로 바뀌었습니다. 왜 벼락이 생기는지, 어떻게 해야 피할 수 있는지 이제는 압니다. 두려움에서 벗어났어요. 생활은 예전보다 안전하고 편해졌습니다. 과학의 힘입니다. 그렇다고 우리가 번개에 대해 다 아는 건 아니에요. 아직도 모르는 부분이 많답니다.

'상식으로 생각할 수 없는 기이한 일'이 기적입니다. 상식을 넘으면 기적이죠. 많은 사람이 불가능이라 생각하는 것을 이루면 기적입니다. 그런데 기적은 만들어집니다. 간절한 희망은 마음을 하나로 집중시켜요. 집중된 마음은 강력한 힘이 되고 이 힘이 변화를 이끕니다. 적극적인 태도가 기적을 만듭니다! 이렇게 기적이 만들어지면 기적은 더 이상 기적이 아니죠. 과학 하는 자세는 예전의 기적을 과학으로 부릅니다. 기적과 과학은 경계선 위에 있습니다.

기치료는 기적 아닌 기적

루르드의 샘을 기적의 샘물이라고 부릅니다. 샘물을 마시면 병이 낫는다니 기적이지요. 일반상식을 벗어난 일은 기적입니다. 기적을 믿든지 믿지 않든지 그건 각자의 선택이에요. 우연히 생기는 확률이라고 하는 사람도 있습니다. 루르드를 다녀간 수많은 사람들의 숫자에 비하면 70건의 기적은 별거 아니래요.(7,000건이 넘는 기적이 있었지만 공식적으로 인정된 것은 70건 뿐이지요.) 공식적인 기적은 1%입니다. 그런데, 있을 수 없는 일이 생겼다면 결코 무시하면 안 되죠. 1%가 아닌 0.1%이더라도 말입니다. 단 한번일지라도 있을 수 없는 일이 생겼다면 이건 결코 있을 수 없는 일이 아니잖아요?

일반인이 기를 이해하기는 어렵습니다. 이상한 건 기치료도 마찬가지예요. 곁에 앉아 있기만 하면서 치료라니 당연히 이상하죠. 그런데 효과가 있습니다. 이 세상에서 이상한 것은 기(氣)뿐이 아니에요. 이상한 것으로 치자면 양자역학도 만만치 않아요. 양자의 세계는 기존의 상식에 전혀 맞지 않습니다. 과학자들도 이해하기 어렵다고 하네요. 그런데도 양자역학은 우리의 일상에 이미 깊숙하게 들어와 있어요. 컴퓨터, 핸드폰, 자동차 등등. 이해하긴 어렵지만 쓸모는 충분하죠. 과학적인 태도가 중요하지만 열린 마음도 필요합니다. 기적과 과학의 영역은 계속 변하고 있어요. 그 너머에 무엇이 있는지 우린 아직 몰라요.

기의 성질은 참 이상합니다. 기치료를 기적이나 사기 행각으로 보는 것도 이해할 만합니다. 그러나 기치료의 결과는 결코 사기가 아니에요. 진실입니다. 기적도 아닙니다. 그런데 기적이기도 합니다. 우리의 상식 너머의 것을 현실에서 보여 주니까요. 기적은 과학의 영역으로 들어 온 후에 설명이 가능합니다. 아니면 계속 기적으로 남죠. 사람들이 뭐라 부르든지 부르는 그대로 그의 삶에서 존재할 것입니다. 신의 은총이거나 비과학 혹은 우연한 확률처럼요. 당신이 무엇이라 부르든 기는 자연이고 기치료는 자연 현상입니다.

39

기치료는 누가 하나요?

◆

기치료는 아무나 못합니다. 능력이 있어야 할 수 있어요. 아무리 하고 싶어도 능력이 없으면 할 수 없습니다. 너무나 당연한 이야기죠? 그러나 다행히도 기치료는 인류의 보편적 능력입니다. 누구나 할 수 있습니다. 몰라서 안 할 뿐이죠. 훈련으로 개발할 수 있습니다. 우연한 기회에 능력을 발견하는 사람도 있습니다. 측은지심은 이 능력이 발현되는 가장 큰 원인이에요. 아픈 사람을 돕고자 하는 사랑이 기치료의 토대입니다. 그 대상이 자신이든 타인이든 동물이든 식물이든.

기치료는 사랑

기치료는 기치료 능력이 있어야 할 수 있습니다. 어떤 분야든 당연하죠. 능력이 없는데 할 수 있는 건 없습니다. 능력 없는 걸 알면서도 능력 있는 것처럼 말한다면 분명 거짓이에요. 잘 몰라서 말에 실수가 있었다 해도 책임을 회피할 수는 없을 겁니다. 세상의 많은 직업, 많은 능력 중에서도 기치료는 일반적이지 않아요. 따라서 오해의 여지가 많습니다. 특별한 능력을 가진 소수의 사람만이 하는 특수 분야로 알고 있죠. 사기로 치부하는 사람도 있고, 무속인으로 생각하는 사람도 있습니다.

기치료는 인류의 보편적 능력 중의 하나입니다. 전 세계 모든 문화권에는 기치료의 흔적이 남아 있어요. 맨손으로 치유하는 맨손 요법은 전통적인 민간 치료법이죠. "엄마 손은 약손~~." 흔히 듣는 이 말처럼 기치료는 세상의 모든 엄마가 갖는 일반적인 능력이에요. 약손인 엄마가 낳은 아들들, 이 세상 모든 남자들 역시 능력자입니다. 오랫동안 사용하지 않아서 감추어져 있을 뿐. 어떤 계기로 능력이 드러나면 그때부터 당신은 기치료사입니다.

자연스럽게 드러나는 계기는 어떤 것이 있을까요? 필요할 때입니다. 필요는 창조의 어머니예요. 필요할지라도 사람마다 또는 상황 따라 간절함의 정도가 다르죠. 간절하게 원할수록 숨겨진 것이 드러날 확률이 높아져요. 간절함은 마음의 힘을 모으고 치유의 능력이 나타나게 합니다. 그래서 가장 흔히 볼 수 있는 것이 "엄마 손은 약손"입니다. 아픈 자녀를 지켜보는 엄마의 마음보다 더 간절한 것이 있을까요? 엄마의 마음은 오로지 하나로 집중됩니다. 아픈 자녀가 낫기를 바랄 뿐!

이것이 치유의 힘으로 나타나 자녀에게 영향을 줍니다. 엄마의 모든 기운이란 말에는 엄마의 체력과 기력이 포함됩니다. 건강하고 기력이 강한 엄마라면 강력한 기운을 줄 수 있어요. 엄마가 병자일지라도, 체력이 약할지라도 자녀에게 도움이 되죠. 사랑이 만들어 내는 힘이에요. 세상 모든 엄마는 기치료사의 조건을 제일 잘 갖추고 있습니다. 그 다음은 엄마의 마음을 갖고 있는 사람이에요. 사랑은 기치료사의 첫째 조건입니다.

기가 식물의 생장에 미치는 영향을 관찰한 실험이 있어요. 기를 직접 주거나, 소금물에 기를 넣어 식물에 주었습니다. 기를 받은 식물은 그렇지 않은 식물에 비해 성장이 빨랐어요. 사랑하는 마음으로 키우는 식물과 미워하는 마음으로 키운 식물은 성장에 차이를 보여요. 전하려고 하지 않아도 긍정적이거나 부정적인 마음은 그 자체로 영향력이 있습니다. 우울한 사람과 같이 있으면 주위 사람도 쉽게 우울해지듯 말이죠. 그런데 우울증 환자라도 사랑의 마음을 품었더니 식물이 잘 자랐어요. 맥길 대학교 그래드 교수의 1967년 실험 결과입니다. 사랑은 이렇듯 위대합니다.

기치료 능력 개발하는 방법

특별한 능력에 대한 흥미로운 이야기들이 있습니다. 태어나면서부터 능력자도 있지만 사고 후에 능력이 생긴 사람도 많아요. 어느 날 갑자기 예술가가 되고, 물리학자가 되고, 미래 예측의 능력을 갖기도 하네요. 계산의 천재도 있고 뛰어난 외국어 실력을 보이는 사람도 있죠.

정형외과 의사였던 틱코리아 씨는 번개가 낳은 기적의 천재 피아니스트라고 불립니다. 번개 사고 충격으로 뇌의 특정 부위가 자극을 받은 결과라고 해요.

기치료 능력이 개발되는 경우는 두 가지입니다. 우연히 어떤 계기로 나타나거나 기공 수련을 통해 개발하는 경우죠. 기치료 능력은 누구나 갖고 있지만 잠재되어 있어요. 숨겨진 것이 나타나는 데는 어떤 계기가 있어야 합니다. 기공에 관심 있는 사람은 수련을 통해 기공사가 됩니다. 기공에는 여러 분야가 있어요. 기치료사가 되려면 기치료에 특화된 훈련이 필요합니다. 우연히 나타나는 경우는 사랑의 마음으로 발현된 사례를 볼 수 있어요.

우연히 나타나는 기치료 능력은 대부분이 사랑의 힘입니다. 에스테바니는 미국에서 활동한 유능한 기치료사예요. 처음에 그의 능력이 드러난 계기는 말 때문이었어요. 질병으로 고생하던 애마의 마지막을 지켜보던 밤이었습니다. 에스테바니는 안타까운 마음으로 밤새 그의 말을 쓰다듬었죠. 다음 날 아침, 말은 건강한 모습으로 그를 맞았어요! 기적이었죠. 이후 에스테바니는 계속해서 기치료를 시도했고 좋은 결과들이 있었습니다. 6세 소녀의 뇌종양을 3개월 만에 완치한 것은 아주 유명한 이야기입니다.

지금도 사랑이 기적을 만듭니다. 자녀의 고통을 지켜보는 부모님, 이웃의 고통을 안타까워 하는 사람들이 그 주인공이죠. 기치료는 생명을 돕는 일이에요. 사람을 포함해서 동식물을 돕습니다. 이것은 보편적 능력으로서 훈련을 통해 개발할 수 있습니다. 자신이나 이웃의 생명력이 강화되도록 돕는 것이 기치료예요. 지금 당장 능력이 없더라도 생명을 사랑하는 마음은 기치료사를 탄생시킵니다. 우리는 모두 자신의 치료사, 이웃의 치료사가 될 수 있습니다.

40

기치료는 만병통치인가요?

◆

기치료는 인체의 자연 치유력을 이용한 건강법입니다. 약해진 자연 치유력을 회복하고 강화시키면 인체는 스스로 회복할 수 있죠. 그래서 특정 병증에만 작용하는 것이 아니라 모든 병증에 효과적이에요. 기치료가 만병통치냐는 물음에 "예"가 답이 되는 근거입니다. 같은 이유로 "아니오"도 답이 됩니다. 기치료로 강화되는 자연 치유력의 범위는 사람마다 다릅니다. 자연 치유력으로 회복할 수 있는 한계도 있습니다. 우리는 영생의 존재가 아니니까요.

기치료가 만병통치인 이유

아프면 병원을 방문해서 진찰받습니다. 그런데 온갖 검사를 다해도 원인을 못 찾을 때가 있어요. 한의원에 가도 마찬가지입니다. 이런 경우 전국의 유명한 병·의원을 다 찾아다니게 되지요. 효험 있다는 민간요법도 이것저것 다해봅니다. 마지막으로 지푸라기라도 잡는 심정으로 기치료를 찾곤 해요. 기치료사는 인체를 기운으로 보기 때문에 병증의 상태를 기운으로 압니다. 병원에서 말하는 병명이나 상태, 의학적 지식을 다 갖춘 것은 아닙니다. 하지만 정확한 병명을 모른다고 해서 못 고칠 건 아니죠.

생명체는 면역력이라는 방어막도 있고 자연치유의 힘도 있습니다. 스스로 생명 시스템을 작동합니다. 이것이 제 기능을 못하면 이상이 생기죠. 타고난 체질에 따라 나타나는 증상은 달라요. 병명도 다양합니다. 그러나 건강을 회복하는 기본적인 방법은 똑같습니다. 내 몸속의 의사, 자연 치유력이 잘 활동하게 해야 합니다. 골격을 바로 잡고 막힌 경락을 열어 기운이 잘 흐르게 돕습니다. 기운을 조정해 오장육부를 조화롭게 합니다. 이것으로 기치료사가 할 일은 다 했습니다.

기치료는 생명의 기운을 다룹니다. 인체의 기는 인체를 작동하는 힘이에요. 기치료사가 세세하게 움직임을 지시하고 조정하지 않아도 기는 인체에 유익하게 작용합니다. 어느 곳에서 어떻게 일해야 하는지 압니다. 먼저 무엇을 해야 하는지도 알죠. 인체에 여러 질병이 있을 경우에 모든 질병이 대상이 됩니다. 전체적이고 근본적인 치료인 기치료의 성격을 보여줍니다. 물론 기의 힘과 작용, 몸 상태에 따라 효과가 드러나는 우선순위는 다릅니다.

장현갑 박사는 그의 논문 〈스트레스 관련 질병 치료에 대한 명상의 적용〉에서 말합니다.

"명상은 통증과 같은 각종 심인성 장애는 물론 공황발작과 불안, 우울과 같은 심리장애와 심장병, 피부병, 비만증, 암의 치료 효과를 높이고, 노화를 저지하고, 삶의 질을 높이고, 기억력을 증진 시키며, 인지기능을 높이고, 면역계의 기능을 높이는 등 스트레스에 기인하는 온갖 종류의 신체 질병의 예방과 치유에 효과적이란 것이 입증되어 스트레스 대처에 유용하게 적용되고 있다."

명상치료 효과는 기치료 효과에 속합니다. 데이비드 해밀턴 박사는 《마음이 몸을 치료한다》에서 말합니다. 천식, 꽃가루 알레르기, 감염, 통증, 파킨슨병, 우울증, 울혈성 심부전, 협심증, 콜레스테롤 수치, 혈압, 관절염, 만성피로증후군, 운동 능력, 체중 감량, 위궤양, 불면증, 면역수준, 성장 호르몬 수준의 변화를 보인다고 합니다. 중국의 각종 기공 학술지에 기재된 자료들은 더 방대한 범위의 효과를 말합니다.

◎ 관리사례1 (30대 / 여)

(상략)
한의원 침대에 누웠지만 머리를 움직일 때마다 추락할 것만 같은 심한 어지러움에 몸을 어찌해야 할지 몰랐습니다. 온몸이 바들바들 떨리고 몹시 추웠습니다. 다행히 한의원에서 핫팩과 침으로 응급처치를 해주셨습니다. 하지만 계속되는 심한 어지러움에 몹시 당황한 저는 한의원 원장님께 구급차를 불러달라고 하여 응급실로 갔고, 3일 동안 입원 후 검사 결과는 괜찮아서 퇴원했습니다. 하지만 퇴원 후 처방해준 약을 먹어도 어지러움, 귀를 심하게 압박하는 통증, 이명, 통증으로 인한 불면증으로 일상생활이 어려웠습니다.

수면제와 신경안정제 성분이 있는 약을 먹어도 귀가 너무 아파서 일주일간 잠을 못 자기도 했습니다. 여러 병원과 한의원을 전전하며 증상이 조금 호전되었다 심해졌다를 반복하였고, 진단도 제 각각이었습니다. 메니에르병, 이석증, 돌발성 현훈증……. 결국 2018년 3월 대학병원에서 뇌와 귀 MRI 촬영을 했는데 결과는 정상이었고, 진단명은 심인성 어지러움증이라고 하셨습니다.(다른 병원은 여전히 메니에르라고 하더군요.)

그렇게 계속 힘든 생활을 이어가던 중 2018년 6월 우연한 기회에 '휴림 힐링센터'를 방문하게 되었습니다. 방문할 당시 어지러움과 구토 증상이 같이 와서 음식도 잘 먹지 못했고, 기관지염·후두염·편도염 등등 여러 잔병이 낫지 않는 상태였습니다. 병이 나고 열이 나도 구토 증상 때문에 약도 잘 먹지 못해서 정말 매일 매일이 힘들었고, 운전 후 심해지는 어지러움으로 운전도 불가능한 상태였습니다. 그렇게 1시간 정도의 치료가 끝난 후 따뜻한 물을 한 컵 주셨는데!!!! 몇 달 동안 물도 잘 마시지 못하던 제가 …… 물이 달았습니다……. 그리고 집에 와서 몇 달 만에 점심을 맛있게 먹었습니다!!!!! 그때 기쁨은 이루 말할 수 없었습니다.

첫날 좋아진 증상

1) 밥을 먹을 수 있게 되었다.

2) 10개월 만에 꿀잠을 잤다(눈을 떠보니 10시간을 잤더군요..^^ 센터 방문 전에는 약을
먹고 많이 자면 세 시간이었고, 평소 1~2시간 잤습니다. 치료 후 자도 자도 잠이 쏟아졌는데
회복하느라 그런 거라고 하셨습니다).

3) 수면제 부작용으로 두통이 생겨서 힘들었는데, 두통도 없어졌다.

4) 설거지, 세탁기 돌리기, 요리하기, 청소하기 중 한 가지를 하기도 힘들었는
데 두 가지를 할 수 있게 되었다.

한 번 치료를 받는데 마법 같았습니다!! 하지만……마법이 아니었습니
다!!!!! 몇 개월 만에 할 수 있게 된 일상생활이 너무 기쁜 나머지 열심히 집안
일을 했지요. 조금만 하라고 하셨는데…… 쉬면서 기가 몸을 치료할 수 있게
하라는 원장님의 말씀을 귓등으로 들었습니다. 결국 밥도 못 먹을 정도로 또
병이 났습니다. 눈물이 날 만큼 힘든 날 연락을 드리니 바쁘신데 시간을 내주
시며 흔쾌히 정성을 다해 치료해 주셨습니다. 그 후 반성을 하고 한 달여간 주
2회 치료에 전념하면서 집안일도 쉬엄쉬엄 했습니다. 현재는 일상생활이 어
렵지 않을 정도이고, 주1~2회 오전에 30분씩 운동도 하고 있습니다.

(상략)

그러나 병원에서는 몇 가지 검사를 해보고 심장에는 문제가 없다고 했습니다. 그래도 증상은 계속되었고 심장병이 아니라고 하여 동네 내과를 찾았더니 남편의 병은 자율신경 실조증이라고 하더군요. 그러면서 이 병은 특별한 치료법이 없으니 꾸준히 운동을 해서 스스로 이겨내야 한다며 신경안정제를 처방해주었습니다. 신경안정제를 먹으면 증상이 좀 완화되는 효과가 있기는 했지만 근본적으로 가슴의 답답함과 참을 수 없는 통증, 어지럼증은 전혀 사라지지 않았습니다.

그래서 2008년 겨울에 혜화동에 있는 서울대학병원 본원에 찾아가 심장검사를 의뢰했습니다. 전문의 선생님께서는 심장뿐만 아니라 상체 전체의 검사를 권유하였고 저희는 선생님의 뜻대로 심전도 검사와 같은 심장 관련 기본검사뿐만 아니라 내시경, 복부 CT, 심장 스펙트, 심장 초음파, 심지어 심장 조영술까지 국내에서 받을 수 있는 모든 심장 관련 검사를 받게 되었습니다. 그러나 놀랍게도 심장에는 아무런 문제도 없을 뿐만 아니라 매우 건강한 심장이라는 결과가 나왔습니다. 다만, 복부 CT 검사에서 신장에 1기 정도의 작은 악성종양이 발견되어 올 2월에 개복술로 신장절제술을 받게 되었습니다. 서울대 본원에서 좋은 선생님들을 만나고, 꼼꼼한 검사를 받은 덕에 암을 조기 발견하여 성공적으로 수술을 받았습니다. 전문의 선생님께서는 신장암을 일찍 발견한 덕분에 재발률은 5%도 안 된다며 재발검사도 1년 뒤에나 오라고 하셨지요. 그러나 암은 사라졌지만 남편을 괴롭히던 증상은 전혀 사라지지 않았습니다. 여전히 가슴 통증과 근육통, 곧 기절할 것 같은 어지럼증 등은 개복수술로 기운이 빠져서인지 오히려 더 심해졌습니다.

(중략)

기치료를 꾸준히 할 수 있었던 것은 치료 후에 눈에 띄게 증상이 호전된다는 점이었습니다. 침 치료 시에는 치료 후 기운이 딸려서 매우 힘들어했는데 기치료는 치료 후 기운이 나고 생기가 돌아서 몸이 힘이 났습니다. 치료 3개월에 가까워지는 현재 남편을 괴롭히던 증상은 대부분 사라졌습니다. 가슴통증도 사라졌고, 통증과 더불어 가슴이 매우 답답하고 머리가 어지럽던 증상도 사라졌습니다. 또한 소화 능력도 매우 좋아져서 이제는 밥도 많이 먹고 변 상태도 신기할 정도로 좋아져서 더 이상 설사 증상도 나타나지 않습니다.

기치료는 가벼운 병증보다 중증일 때 효과가 더 두드러지게 나타납니다. 병증이 많아도 모든 병증에 효과가 있죠. 정확한 병명을 알든 모르든 관계 없습니다. 기치료의 작용은 병증의 기본 원인을 다스리기 때문이에요. 그래서 만병통치처럼 보입니다. 그러나 기치료는 만병통치가 아닙니다. 자연 치유력의 힘에도 분명 한계가 있거든요. 인간은 결코 불로장생의 존재가 아닙니다. 또 사람마다 자연 치유력이 강화되는 정도가 다릅니다. 기치료는 어떤 사람에겐 만병통치입니다. 누군가에겐 아닙니다.

實戰

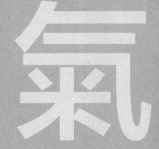

제4장

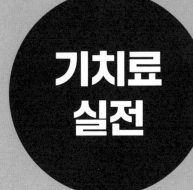

기치료
실전

41

기치료 연습은 어떻게 하나요?

◆

기치료는 인류의 보편적 능력입니다. 남녀노소를 가리지 않고 누구나 할 수 있다는 뜻이죠. 기치료를 연습하는 데는 준비물이 필요 없어요. 언제 어디서든 시작할 수 있지요. 아픈 사람을 도우려는 사랑의 마음이 가장 중요합니다. 그 마음으로 자신의 손을 가볍게 집중하세요. 치료하고자 하는 아픈 부위에 손을 얹습니다. 손에서 치유의 빛이 나옵니다. 당신이 이것을 볼 수 있든 없든 치유의 능력과는 무관합니다. 치유의 빛을 전하세요. 연습을 거듭할수록 신념이 강화되고 실력이 향상됩니다. 축적되는 경험들이 실력이 됩니다.

지금 당장 시작하세요

"시작이 반이다"라는 말이 있습니다. 시작의 중요성을 말하죠. 시작도 안 했는데 끝이 있을 수는 없잖아요? 시작만으로도 반이라니 시작이 얼마나 어려운지 알 수 있습니다. 시작이 쉽다면 이런 말이 생기지도 않았겠죠. 좋은 방법을 알려드릴게요. "지금 당장 시작하세요!" 시작하면 이미 시작이에요. 복잡하지 않습니다. 생각이 많을 때는 대부분 마음이 어지러울 때입니다. 역으로 말하면 마음이 어지러워서 생각이 많다고 할 수 있죠. 생각이 많으면 일에 진척이 없어요. 시작을 미루는 이런저런 이유들이 자꾸 떠오르나요? 그냥 덮으세요. 그리고 시작하세요. 시작은 시작하면 이미 시작입니다. 절반의 성공입니다.

준비할 것이 많으면 시작하기가 어려워요. 다행히 기치료 연습에는 준비물이 필요하지 않습니다. 의자 하나와 시간만 있으면 된답니다. 이것도 나중엔 필요 없습니다. 준비물이 없는 간편함 이외에 또 하나의 장점이 있어요. 하는 방법만 익히면 장소에 상관없이 어디서나 할 수 있죠. 아무 때나 할 수 있어요. 곁에 누가 있든 없든 그것도 상관없어요. 옆 사람은 내가 뭘 하는지 눈치채지도 못하거든요. 시작은 시작하면 이미 시작입니다. 복잡하지 않습니다! "지금 당장!" 절반의 성공을 축하합니다!

사랑을 표현하세요

기치료의 능력을 개발하는 최고의 방법은 사랑입니다. 고통을 덜어주고 싶은 마음이 기치료의 바탕이며 중심이에요. 이것은 자기 자신에 대한 사랑과 타인에 대한 사랑 모두 해당합니다. 자신의 몸을 조용히 바라보세요. 아픈 부위에 손을 얹습니다. 그동안 잘 돌보지 못했던 것에 사과하세요. 지금까지 이만큼 견뎌 준 자신의 몸에 감사의 마음을 전합니다. 이제 아픈 곳이 낫기를 바라며 치유의 기운을 보냅니다. 따뜻한 미소를 나의 심장에, 폐에, 간에 전하세요.

무척 간단하죠? 기치료는 복잡하거나 어렵지 않아요. 하지만 기를 느끼지 못하면 기치료를 신뢰하기 힘들어요. 내가 제대로 하고 있는지 걱정되고 기치료가 효과 있는지 의심스럽죠. 확신이 없으면 기를 이끄는 힘을 만들 수 없습니다. 기치료 과정에서 일어나는 일들에 효율적인 대처를 할 수도 없어요. 기치료 연습 중에 기감이 개발되긴 하지만 기감 연습을 따로 하는 것이 좋아요. 기치료 능력을 안전하게 사용하기 위한 주의 사항도 지키세요.

주의 사항

- 의욕이 너무 앞서면 안 됩니다.
- 외부의 나쁜 기운으로부터 자신을 보호할 수 있어야 합니다.
- 열린 마음으로 공부하세요.

의욕이 너무 앞서면 안 됩니다. 의욕은 어떤 일에서든 중요한 요소예요. 적극적인 태도와 소극적인 태도는 결과가 확연히 다르죠. 의욕적인 사람은 적극적으로 일을 해서 성취가 빠릅니다. 진행 과정도 아주 경쾌해요. 곁에서 보는 사람까지 덩달아 신나고 기운 납니다. 하지만 의욕이 너무 강하면 위험해요. 마음이 조급해지기 쉽죠. 어느 공부에서나 기초의 중요성은 강조되고 또 강조됩니다. 과도한 의욕은 자신을 객관적으로 못 보게 만들어요. 주의해야 합니다.

수련엔 단계가 있어요. 유치원생이 대학생이 배우는 것을 할 수는 없잖아요? 무리하면 안 됩니다. 가벼운 부작용은 곧 회복할 수 있어요. 하지만 중한 경우엔 많은 수고가 따라요. 때론 회복 불가능할 수도 있죠. 목표에 도달하려면 노력이 필요하지만 노력이 전부는 아니에요. 노력이 성숙해서 열매를 맺을 동안의 시간도 필요합니다. 나의 노력이 욕심은 아닌지 돌아보세요. 급히 가려 하지 말고 한 단계 한 단계 내공을 다지세요.

자신을 보호할 수 있어야 합니다. 가정 상비약을 대신하는 기치료는 누구나 훈련하고 사용할 수 있어요. 그러나 중증의 치료는 다릅니다. 기치료의 지식과 실력이 필요하죠. 기치료는 병의 기운을 다루는 일이에요. 환부에서 나오는 기운을 다스릴 줄 모르면 그 영향을 받습니다. 기치료사가 자신을 보호할 줄 모르면 위험합니다.

열린 마음으로 공부하세요. 기는 여전히 미지의 세계입니다. 우리가 아는 것은 극히 일부분이에요. 거대한 코끼리를 만지는 장님들과 똑같아요. 기공사 역시 마찬가지예요. 같은 말을 서로 어긋나게 표현할 수 있어요. 상대를 판단부터 하지 말고 이해하려는 태도가 필요합니다. 마음을 여세요. 그보다 더 위험한 것은 맹목적인 추종입니다. "내가 최고다"라고 말하는 사람이나 단체는 조심하세요. '전 우주 기공 대회'는 개최된 적이 없습니다. '지구 기공사 대회'도 없었습니다. 단 한 번도 없었습니다.

Tip

───────────◆───────────

체력은 중요한 요소입니다. 일상생활을 건강하게 하세요. 건강에 나쁜 생활을 하면서 건강하길 바라지는 않나요? 요즘은 정보가 쏟아지는 시대입니다. 건강 상식이 없어서 못하는 사람은 없을 겁니다. 실행하지 않을 뿐이죠. 그동안 미루었던 것을 실천하세요. 체력과 기력이 향상되도록 생활 태도를 건강하게 하세요. 기감이 향상되면 어느 정도 자연스럽게 됩니다. 좋은 것과 나쁜 것의 기운이 감각되기 때문에 실행에 옮기기 쉽거든요.

좋은 장소에서 좋은 기를 받으세요. 기를 잘 모르는 사람도 기운이 좋게 느껴지는 곳이 있어요. 이런 곳에 머물면 마음이 편안하고 몸엔 활력이 생기죠. 반면 몸과 맘이 무겁고 어두워지는 곳이 있습니다. 이런 곳은 피하세요. 명산 명승지 중에는 기운 좋은 곳이 많습니다. 역사가 오랜 사찰도 그렇습니다. 당대의 고승들이 기운을 보고 선택한 장소예요. 좋은 장소에 자주 가면 예상 못 했던 큰 선물을 받을 수도 있답니다.

좋은 기운의 물건도 도움 됩니다. 기운 좋은 물건을 집에 장식하거나 몸에 지니면 좋습니다. 자수정, 오팔, 크리스탈 등의 광물이나 침향 주목 등등 많지요. 자신의 경제적 상황에 무리 되지 않는 선에서 사용하세요. 사지 않더라도 산과 들에서 좋은 기운의 자연물을 만날 수 있죠. 작은 씨앗 하나에서 기적과 같은 치유 효과를 얻기도 합니다. 흔한 찻잎 중에 나에겐 천하의 귀한 보약이 되는 것도 있습니다.

기운이 좋은 사람과 함께하세요. 무엇이든 모이면 강해집니다. 힘이 상승하죠. 한 방울의 물과 바닷물의 힘은 다릅니다. 이슬비와 태풍의 영향도 전혀 다르죠. 힘은 주위에 영향을 끼칩니다. 기운이 좋은 사람들과 가까이 지내세요. 그 기운이 내게 도움이 됩니다. 그런데 절대 잊지 말아야 할 것이 있어요. 주위 기운의 영향을 받으며 살지만, 나 또한 영향을 주는 존재입니다. 나로 인해 주위의 기운이 더 좋아질 수도 있고 나빠질 수도 있어요. 나의 기운이 순간순간 세상에 영향을 줍니다. 자신의 삶이 이 세상에 밝고 건강한 영향력을 미치도록 하십시오.

◆

(42)

기감 훈련은 어떻게 하죠?

◆

훈련 방법은 다양합니다. 본인에게 효과적인 방법을 선택하면 됩니다. 명상은 기감 훈련의 기초가 되는데 명상법 역시 종류가 많아요. 명상 훈련이 어느 정도 진행되면 가볍게 손에 집중해 봅니다. 손은 기를 느끼고 운용하기에 가장 훌륭한 인체 도구예요. 예전과 다른 어떤 느낌이 있을 거예요. 손동작에 다양한 변화를 주면서 기의 변화를 느껴 봅니다. 여러 종류의 물체를 손에 쥐고 느껴 봅니다. 기가 강하다고 알려진 장소를 방문해 봅니다.

호흡 명상

편안한 옷으로 갈아입거나, 몸을 조이지 않게 풀어줍니다. 엉덩이를 뒤까지 빼고 허리를 펴고 의자에 앉으세요. 등은 기대지 않아요. 머리,

246

목, 등을 반듯하게 일자로 만듭니다. 발은 바닥에 닫게, 손은 무릎 위에 편하게 올립니다. 눈은 살짝 뜨거나 가볍게 감아요. 혀의 끝을 윗니의 바로 뒤편 입천장에 살짝 대주세요. 전신을 연결하는 기운이 얼굴의 상악과 하악에서 둘로 나뉘는데 이것을 하나로 연결하는 거예요. 동시에 입안에 침이 고이거나 마르는 것도 예방합니다. 입안에 침이 고이거나 마르는 것이 의외로 큰 방해가 된답니다.

바른 자세일 때 오래 집중할 수 있습니다. 그래서 처음부터 바른 자세를 연습하는 것이 필요하죠. 그런데 사람마다 신체적 조건이 다르고 건강상 문제로 불가능한 경우도 있어요. 개인의 상황에 맞춰서 가장 반듯하고 편한 자세면 됩니다. 작은 쿠션이나 수건 같은 소도구를 이용하는 것도 좋은 방법이에요. 앉을 수 없을 때는 눕거나 서서 해도 됩니다. 수련하는 중에 신체에 변화가 생길 수 있어요. 그때는 또 거기에 맞춰 조정하면 됩니다.

심호흡을 몇 번 하세요. 호흡을 정리한 후에는 자연스럽게 호흡합니다. 호흡은 모든 생명체가 스스로 하는 일이죠. 인위적으로 무리하게 조정하는 것은 좋지 않아요. 이제 5~10분 정도 자신의 호흡에 집중합니다. 호흡의 과정을 지켜보는 거예요. 공기가 코에 들어오는 순간, 코를 지날 때, 그리고 폐로 내려가는 순간, 또 반대로의 과정을 지켜보세요. 처음에는 쉽지 않아요. '숨을 들여 마신다, 숨을 내 쉰다'정도만 알죠. 누구나 다 그렇습니다. 그러다 호흡 중간의 '잠시 멈춤' 상태를 알게 되고 점차 더 세밀해집니다.

손 기감 훈련

명상 시간은 처음엔 5~10분 정도면 좋습니다. 이후 점차 늘려 가세요. 명상 후, 두 손을 탈탈 흔들어 털어줍니다. 두 손을 가슴 앞까지 올리고 손바닥을 마주 보게 하세요. 그 상태로 잠시 머물러요. 느낌이 있나요? 손의 느낌을 알려고 너무 심각하게 집중하지는 마세요. 그러면 도리어 기를 느끼기 어려워요. 가볍게 집중하는 정도가 좋습니다. 두 손을 천천히 가깝게 모았다가 다시 멀어지게 하세요. 느낌이 어떻게 변하는지 지켜봅니다.

- 손바닥을 편 채로 힘을 주세요. 두 손을 가깝게 했다가 다시 멀어지게 합니다.
- 한 손은 움직이지 말고 다른 손만 움직이며 감각이 어떻게 변하는지 봅니다.
- 한 손은 펴고 한 손은 검지만 사용해 동그라미를 천천히 그려 보세요.
- 엄지와 검지 그리고 중지 세 손가락을 모아서 해보세요.
- 두 손을 움직여 공을 만들어 보세요. 공의 크기를 크고 작게 만들어 보세요.
- 주위에 있는 물건들을 손으로 가볍게 감싸고 느껴 보세요.

기감 개발엔 여러 가지 방법이 있지만 손 훈련이 기본이에요. 손은 기를 보내고 받고 느끼는데 가장 예민하고 강력한 신체 부위거든요.

사용하기도 편하죠. 손에 집중하기만 하면 되니까요. 명상 후에 기감 훈련을 하면 좋습니다. 상황에 따라서는 바로 손 훈련을 해도 괜찮아요. 손 훈련도 훌륭한 명상법이에요. 몸의 감각을 느끼는 것이라서 다른 명상보다 집중하기 좋은 장점도 있어요.

기감 개발에 아주 효과 좋은 방법이 있습니다. 기공사의 기를 직접 체험하는 거예요. 기공사가 발공하는 기는 강력합니다. 일반인도 쉽게 기를 느낄 수 있어요. 기가 세다고 알려진 장소를 방문하는 것도 좋습니다. 우리나라 명산들은 대부분 기운이 강하고 좋습니다. 윤한홍 교수는 《나는 병 고치러 산에 간다》에서 치료에 도움될 장소들을 소개했어요. 이 중에는 일반인도 쉽게 느낄 수 있을 만큼 기가 강한 장소도 있습니다. 직접 가서 느껴 보세요.

기감의 범위

기를 느낄 수 있는 범위를 생각해 보죠. 나 자신의 기만 알 수 있을까요? 아님, 피를 나눈 가족까지 가능할지? 좀 더 확대해서 다른 사람의 기도 느낄 수 있을까요? 동식물의 기를 안다는 사람도 있어요. 과연 기를 느낄 수 있는 범위는 어디까지일까요? 가족은 많은 부분을 공유하여 서로 닮았습니다. 쉽게 연결됩니다. 특별한 훈련이 없어도 서로 통할 때가 많죠. 바다 건너 먼 곳에 있는 자녀의 상태가 부모에게 전달되는 예는 흔해요. 그러나 아무리 자녀라지만 내가 아닌 다른 몸이에요. 다른 사람의 몸을 느낀다는 건 신기합니다.

　가족은 나와 비슷하고 또 접촉할 기회도 많죠. 쉽게 서로 통합니다. 기감이 작동하기 좋은 조건이에요. 내 근처엔 가까운 친구와 이웃들이 있어요. 이들과도 많은 부분이 비슷합니다. 쉽게 통하죠. 먼 곳은 어떨까요? 우주라는 무대엔 특별한 장치가 많은데요. 그중 하나는 아주 빠른 속도로 이동하는 기능이에요. (사실은 순간이동입니다.) 이 기능을 사용하는 사람은 많지 않습니다. 빛보다 더 빨리 갈 수 있다는 걸 잘 믿지 않거든요. 잠깐 눈 감아 보세요. 화려한 조명이 집중을 방해하니까요. 저 먼 곳에 있는 상대만 생각하세요. 그러면 곧 그의 곁에 있는 나를 볼 수 있어요. 어쩌면 그와 하나가 된 나일 수도 있습니다.

　어떻게 이것이 가능하냐고요? 그것은 이 무대의 특징입니다. 이곳에 어떤 기계장치가 있는지 원리가 무엇인지는 몰라요. 무대 장치 전공이 아닌 우리에게 말해줘도 어차피 이해 못 해요. 모르면 어때요? 이미 있는 기능인데 잘 사용하면 되지 않나요? 이동 거리엔 제한이 없어요. 방해하는 것은 나의 오감과 나의 생각이죠. 보이지 않고 소리도 안 들리게 멀리 있어도 결코 먼 존재가 아닙니다. 가능하다고 생각하는 범위가 나의 가능 영역입니다. 나 하나뿐이거나 가족, 더 나가서 이웃, 나라, 지구, 우주일 수도 있죠.

㊸

기감 강하게 하려면
어떻게 할까요?

◆

우리는 늘 오감과 함께 살죠. 요즘 같은 정보의 시대는 처리해야 할 외부의 자극이 아주 많습니다. 이런 상태에서는 기를 느끼기 어려워요. 먼저 오감 닫는 연습을 합니다. 자신의 내면에 집중하세요. 그런데 마음을 고요히 하려 할수록 잡념은 더 생기죠. 생각을 없애려 하지 마세요. 대신 한 가지에 집중하세요. 그러면 잡념이 사라지고 마음이 고요해집니다. 고요한 중에 어떤 움직임을 느끼게 될 거예요. 기감이 생긴 뒤에는 오감을 닫지 않아도 됩니다. 오감을 사용하며 사는 일상 속에서도 자유롭게 기를 느낄 수 있어요.

기감 강화 훈련법

호흡 명상 : 호흡법의 종류는 무척 다양합니다. 목적에 따라 훈련 형태가 다르기 때문이에요. 기감을 위한 호흡 명상은 자신에게 집중하는 힘을 키우면 됩니다. 호흡의 매 단계를 집중해서 하세요. 호흡 외의 다른 것은 무시합니다. 오롯이 호흡만 바라봅니다. 그런데 어느 틈엔가 다른 생각으로 빠져버린 나를 발견하게 될 거예요. 뭐, 괜찮습니다. 당연합니다. 그런 나를 알게 된 것만도 훌륭합니다. 호흡으로 다시 돌아오면 됩니다. 다시, 또 다시.

이것은 계속 반복되는 과정입니다. 수시로 이탈하는 자신의 모습에 짜증내면 안 돼요. 명상을 방해하는 가장 큰 요인이 바로 이것, 자신에의 짜증입니다. 마음이 다른 곳으로 가는 건 자연스러워요. 내가 다른 생각하고 있는 걸 알기만 해도 굉장한 발전이에요. 저는 처음에 명상을 시작했다는 사실조차도 까마득히 잊었습니다. 며칠이 지나서야 생각이 났죠. 익숙해지려면 누구나 시간이 필요해요. 거듭할수록 집중 시간이 길어지고 잘 하게 됩니다.

반복해서 암송하기 : 암송은 글을 안 보고 입으로 외우는 거예요. 호흡 명상이 호흡에만 집중하듯이 암송은 글귀에만 집중합니다. 성경이나 불경의 구절, 명언 등 좋아하는 글을 계속 암송하세요. 각자의 성향에 따라 집중하기 편한 크기의 소리로 합니다. 큰 소리로 해야 잘되는 사람이 있어요. 반면 큰 소리를 내면 집중이 안 되는 사람도 있습니다.

다 다릅니다. 자신에게 편한 방법을 찾으세요. 나의 내면에서 암송하는 구절이 가득 차서 울리도록.

절하기 : 방석 하나만 있으면 되는 간편하고 효과적인 방법입니다. 절 수련을 특정 종교와 연관해서 생각할 수도 있는데요. 그렇지 않습니다. 종교나 명상 수련의 목적뿐만 아니라 건강관리 방법으로도 선택되고 있어요. 하지만 제멋대로 하면 안 됩니다. 쉽고 간단해 보이지만 지켜야 할 것이 있습니다. 바르게 절하는 법을 배우세요. 나쁜 자세는 건강을 상하게 합니다.

가슴에 불 밝히기 : 빛은 '밝음'이에요. 동양에서는 생명 활동을 '신'이 밝아진 것으로 표현합니다. 빛과 밝음과 생명은 중요한 연관어이지요. 치유의 힘도 빛으로 은유하죠. 자신의 가슴에 불을 밝히는 것은 여러 가지로 좋은 방법입니다. 마음의 힘으로 불을 켜서 밝혀 두는 자체가 명상이에요. 빛의 연상은 생명의 힘을 강화합니다. 자신이 가장 선호하는 빛으로 시작하세요. 어떤 종류의 빛이든 좋아요. 은은한 촛불, 크고 아름다운 상들리에, 활활 타는 모닥불, 모두 좋습니다. 자신의 방에 있는 조명등을 사용해도 좋아요. 익숙한 것이 상상하기 편할 수 있으니까요.

스위치는 어디에 어떻게 만들까요? 몇 가지 예를 볼까요. 불 밝힐 자리에 스위치를 만들어요. 그곳을 자신의 손으로 가볍게 '톡' 치면 작동하죠. 한번 해 보세요. 불이 켜졌나요? 직접 스위치를 건드리는 대신에 리모컨을 사용하는 건 어떨까요? 내 손 안에 리모컨이 있어요. 굳이 스위치 있는 장소까지 갈 필요가 없죠. 아~~! 요즘은 리모컨도 필요 없는 시대예요. 소리로 불이 켜지는 최첨단 기능은 어떠세요? 엄지와 중지를 부딪쳐 '딱' 소리를 내든지, '불!' 하고 말하면 켜지게 설정하는 것도 좋겠군요.

스위치에 조절 기능을 추가할 수 있어요. 1단, 2단, 3단에 따라 빛의 강도가 바뀝니다. 거대한 샹들리에는 가운데부터 불이 켜지다가 3단에서 전체가 다 켜져요. 조명은 언제나 업그레이드가 가능합니다. 더, 더, 더, 더 밝게 만들 수 있어요. 어느 정도까지 밝게 할 수 있는지 각자 시도해 보세요. 모닥불을 피우려면 점화 장치가 필요하죠. 성냥이나 라이터 아니면 화염 방사기 중에서 고르세요. 불을 피웠으면 안 꺼지게 잘 관리합니다. 마음으로 그것에 집중하면 안 꺼집니다. 필요할 때만 불을 켜서 사용해도 됩니다만, 24시간 밝혀 둘 수 있으면 더 좋아요.

눈감고 떠올리기 : 눈을 감고 색상을 떠올립니다. 선명한 색종이를 벽에 붙이세요. 작은 색전구에 불을 켜서 사용해도 좋습니다. 한동안 바라봅니다. 바라보는 것만도 훌륭한 훈련이 됩니다. 명상에서는 집중 수련을 사마타라고 불러요. 한동안 본 후에 눈을 감고 그 색을 떠올리세요. 잘 안 되면 반복합니다. 잘 되면 다른 색으로 훈련합니다. 빨주노초파남보 일곱 가지 무지개 색과 희고 검은 색도 연습합니다.

눈감고 종이에 글씨쓰기 : 책상 위에 커다란 종이와 펜을 준비합니

254

다. 눈 감고 자신이 원하는 글을 씁니다. 집중훈련으로 정말 정말 좋은 방법입니다.

태양·달 바라보기 : 태양 바라보기는 일출이나 일몰에 합니다. 밝은 해를 바라보면 안 됩니다. 눈이 상하니까요. 숨을 들이쉬며 태양의 기운을 몸 안으로 끌어 들이세요. 숨을 내쉬며 기운을 손발 끝까지 전신으로 퍼지게 합니다. 눈 감고 태양의 모습을 떠올리세요. 호흡과 함께 태양 기운을 몸에 가득 채웁니다. 태양의 모습과 기운이 연상 안 되면 태양을 다시 보세요. 태양 기운은 생명의 힘입니다. 달과 북두칠성의 기운도 좋습니다.

참장공 : 마보참장은 일반인에게도 많이 알려져 있습니다. 기마자세라고 하면 이해가 쉽겠네요. 참장은 오랜 세월을 거치며 그 효과가 입증되었습니다. 수련 방법이 간단하고 장소에 구애받지 않아요. 기감을 여는 데도 뛰어납니다. 이런 장점 때문에 수련단체에서 선호하지요. 뒤에 참장 전문가 이태현 소장의 글을 실었습니다. 이곳에선 참장 자세만 설명합니다. 참장은 땅에 뿌리내린 나무처럼 가만히 서 있으면 됩니다.

1) 두 다리를 어깨 넓이로 벌립니다. 두 발의 바깥 부분이 11자가 되게 섭니다. 보통 발끝을 안으로 10도 정도 돌리라고 하는데 이것은 발 외측이 일자로 될 때의 발 내측의 각도예요.

2) 발가락을 가볍게 땅을 잡듯이 (이후 너무 힘을 주거나 긴장하지 않습니다) 발 전체로 땅에 뿌리를 내리세요.

3) 의자에 앉듯이 엉덩이를 살짝 아래로 내립니다. 처음엔 자신이 편히 설수 있을 정도의 높이로 하세요. 익숙해지면 좀 더 엉덩이를 내려앉으세요.

4) 굽혀진 무릎은 발끝을 넘어 앞으로 나가지 않습니다. 그래야 척추를 바르게 유지합니다.

5) 두 팔을 손바닥이 아래를 보게 하여 앞으로 나란히 뻗으세요. 아래팔은 땅과 수평을 이룹니다. 위의 팔과 아래팔의 각도는 110~120도로 유지하세요.

6) 겨드랑이는 메추리알 크기 정도의 간격으로 살짝 벌립니다.

7) 엄지와 검지는 오리 입 모양으로 해주고 나머지 손가락은 자연스럽게 구부립니다.

8) 호흡은 편하게 합니다. 그 자세를 5분 이상 유지합니다. 30분이 목표입니다.

(44)

(내공강화) 참장공이 뭐예요?

◆

(이태현 / 이태현 기 연구소 소장)

향연 김은주 선생에게서 참장에 대한 글을 써달라는 원고 청탁을 받았다. 받고 나서 한 주 동안 무얼 쓸까 고민했다. 30년간 나는 기공이라면 물불 가리지 않고 국내와 해외를 넘나들면서 기공을 수집하고 연구하고 수련했다. 그러면서 그간 기공에 관한 적지 않은 나름의 경험과 노하우를 쌓았다. 그런데 이 원고 청탁에는 한 가지 단서가 붙어 있었다. 대중들이 쉽고 편하게 읽을 수 있는 글이어야 한다는 것이었다. 고민이 됐다. 하지만 그 고민은 얼마 가지 않았다. 나의 뇌리에 뚜렷이 박혀 있는 기억의 한 장면이 문득 생각났기 때문이다.

1998년 1월 중국 북경의 한 대학교 운동장. 그날은 영하 10도 안팎으로 북경 날씨치고는 꽤나 포근했다. 한국에선 영하 10도면 다들 춥다고 야단법석을 떨겠지만 이곳은 10도 정도면 대부분의 사람이 "따사룹군, 봄이군 그래" 하고 말한다. 창밖에는 어둠 속에서 가는 눈발이 흩날리고 있었다. 나는 새벽 3시 30분에 일어나 세수를 하고 4시쯤 운동장에 나갔다. 주위는 한밤처럼 깜깜했다. 이렇게 꼭두새벽부터 따스한 이불 속을 뒤로 하고 운동장으로 나온 건 순전히 태극권을 하기 위해서였다.

얼마 전 심양에서 무림 100대 고수 중 한 분을 만나 그에게서 태극권을 사사했다. 헌데 태극권엔 동작이 수십 개 내지 수백 개가 굴비처럼 줄줄이 엮어 있어서 태극권을 배우고도 매일 단련하지 않으면 금방 새까맣게 잊어버리기 십상이다. 해서 매일 적어도 두세 시간은 동작을 기억하기 위해 끊임없이 태극권을 단련해야 한다. 한 시간쯤 태극권을 단련하자 어느새 꽁꽁 얼었던 몸에서 수증기가 모락모락 피어올랐다.

태극권은 겉에서 보면 동작이 조금도 격렬하지 않고 마치 느린 춤을 추는 듯하지만 몸속에서는 계속해서 기운이 거침없이 돌면서 혈액을 데우고 내장과 사지를 덥힌다. 온몸의 땀구멍이 일제히 열리면서 살갗에 땀방울이 송골송골 맺힌다. 이렇듯 기란 몸속을 돌면서 몸을 덥히고 살아나게 하는 작용이 있다. 나는 더웠다. 춥지만 몹시 더웠다. 구름에 달 가듯이 조용히 느릿느릿 움직이고 있었다. 어느새 눈발은 점점 더 굵고 거세졌다.

함박눈이었다. 하늘에서 펑펑 쏟아져 내렸다. 눈에 커다란 눈이 들어갔다. 그리고 눈꺼풀과 머리와 어깨 위에 눈이 점점 쌓이기 시작했다. 만약 내가 몸을 몇 분 동안만이라도 움직이지 않는다면 금세 눈사람이 될 것이다. 그럼에도 나는 30분을 더 하기로 했다. 단련 시간이

짧으면 기운이 몸속을 충분히 돌지 않아서 개운치 않을뿐더러 기운도 더는 축적되지 않기 때문이다. 한마디로 하면 단련 시간에 비례해 내공이 차츰 쌓인다. 바로 그때였다. 어, 저건 뭐지?

지금껏 태극권을 하면서 누군가의 인기척을 느끼지 못했다. 아까 운동장에 막 왔을 때도 주변에 누가 있는 걸 전혀 눈치채지 못했다. 그런데 한 남자가 내가 있는 곳에서 불과 십여 미터 떨어진 곳에 고목나무처럼 서 있었다. 정확히 말하자면 고목나무라기보다는 긴팔원숭이가 어정쩡하게 서 있는 것에 더욱 가까웠다. 그의 허리는 구부정했고 양팔은 바닥을 향해 축 늘어져 있었다.

보아하니 이 남자는 나보다 훨씬 이른 시각에 거의 밤에 가까운 시간에 나와 지금까지 꼼짝도 하지 않고 서 있는 듯했다. 그러니까 한참을 긴팔원숭이 흉내를 내면서 서 있는 것이었다. 그건 그의 주변에 쌓인 눈으로 대강 알 수 있었는데 눈 위에 아무 발자국도 찍혀 있지 않았다. 뭐 하는 걸까. 궁금했지만 나는 상관 않고 내 일이나 하기로 했다. 30분쯤 태극권을 더 하자 다리에 힘이 크게 차올랐고 팔에도 기운이 세차게 뻗어 나갔다. 됐다. 완벽하진 않지만 이쯤 하면 됐다고 생각했다. 눈발이 아까보다 더욱 거세지고 있었다.

어라, 아직도 안 갔어. 그는 거세게 빗발치는 눈발 속에서 미동도 없이 서 있었다. 짐작컨대 두 시간도 넘게 그렇게 있었을 것이다. 왜냐면 내가 이 운동장에서 한 시간 반 동안 태극권을 했기 때문이다. 남자는 마치 죽어서 서 있는 사람 같았다. 다가가서 그가 죽었는지 살았는지 알아보기 위해 손가락으로 쿡 찔러보고 싶은 충동이 일었다. 참았다.

그렇지만 호기심이 동하는 건 결코 참을 수가 없었다. 태극권을 하는 척하면서 그에게로 슬그머니 다가갔다.

하지만 나는 그가 뭘 하고 있는지를 이미 알고 있었다. 바로 '참장'이다. 참장이란 설 참, 말뚝 장의 합성어로 한 자리에 말뚝처럼 서서 내공을 기르는 기공 훈련을 일컫는다. 나도 이전부터 참장의 기이하고 놀라운 효능을 몸소 경험해서 줄곧 훈련해오고 있는 터였다. 때문에 참장이 생소하지는 않았다. 책 속에는 참장을 하면 이런 효능들이 생겨난다고 적고 있다.

- 머리가 맑아지고 눈이 밝아진다.
- 상기증, 두통, 시력 저하, 이명 등 기가 상체로 몰려서 생긴 병을 치료한다.
- 몸속에 있는 나쁜 기운과 병든 기운을 몸 밖으로 자동으로 빼낸다.
- 호흡이 깊어지고 길어져 신경이 안정되고 마음이 차분해진다.
- 체온이 올라간다. 면역력이 강해진다.
- 감기에 걸리는 횟수가 줄고 거의 감기에 걸리지 않는다.
- 현재에 집중하는 힘이 길러지고 과거나 미래의 생각이 좀처럼 떠오르지 않는다.
- 감정 기복이 줄어든다. 마이너스 감정보다 플러스 감정을 자주 느낀다.
- 마음의 힘이 자란다. 편안해진다. 스트레스를 덜 받고 스트레스에 강해진다.

이 남자는 이런 참장의 효능을 다 알고서, 그러니까 그 효능을 알차게 거두기 위해 거센 눈발 속에 서 있는지도 모른다. 혹은 그런 건 아예 안중에 두지 않고 그냥 서 있을 가능성도 있다. 그러거나 말거나 나는 이상하게도 그에게 가슴속 저 밑바닥에서부터 경외심을 느끼고 있었다. 참장을 통해 육체에서 홀연히 벗어나 정신의 자유로움을 만끽하며 굳게 홀로 서서 하늘과 우주를 향해 비상하고 있는 듯 보였기 때문이다. 그는 마치 자신의 육체에서 정신의 독립과 자유를 일구어낸 듯했다.

또한 경외심을 불러일으킬 만한 것이 하나 더 있었다. 그건 그가 젊은이가 아니라 60대 초반의 노인이라는 점이었다. 그의 외모를 말하자면 옷은 여느 중국 노인의 옷과 별로 다를 것이 없었고, 다만 그의 머리가 중앙이 다 벗겨지고 주변머리만 있었다는 것이다. 주변머리에는 당신도 상상하다시피 눈이 소복이 쌓였다. 혈기 왕성한 젊은이들이라도 이런 맹추위에 바깥에 세워 놓으면 불과 십여 분도 채 되지 않아 줄행랑을 칠 게 뻔하다. 추위는 둘째치고라도 꿈쩍 않고 가만히 있는다는 게 말처럼 그리 쉬운 일은 아니기 때문이다. 심심해서 죽는다.

남자는 노인이었고 어떤 젊은이보다도 더 고강해 보였다. 실제로도 고강한 기운이 멈춘 몸에서 아우라처럼 풀풀 뿜어져 나오고 있었다. 그는 육체적인 면에서나 정신적인 면에서 모든 것이 젊은이의 것을 훨씬 뛰어넘은 듯했다. 실제로도 그랬다. 이 비상하고 고강한 힘의 원천은, 누가 뭐래도 참장이었다. 참장 훈련으로 축적된 기운이 그를 맹추위 속에서도 그토록 오래도록 강하게 유지시켜 주는 원동력이 되는 것이었다.

나는 노인에게 다가가 그가 하고 있는 참장을 통해 그동안 어떤 신체적, 정신적 변화를 겪었는지 낱낱이 묻고 싶었다. 무엇보다 참장 자세가 여느 참장과는 사뭇 달랐기에 그것부터 우선 물어보고 싶었다. 꼭 긴팔원숭이가 허리를 구부정하게 구부리고 자신의 팔을 바닥으로 한껏 늘어뜨린 자세였기 때문이다. 전에 어디에서도 그런 참장 자세를 본 적도, 들은 적도 없었다. 뒤에 알았지만 그는 중국에서 내로라하는 기공사들 중 한 명이었다.

그의 책도 있었다. 《태극 내공》이다. 즉 태극권에서 전문적으로 내공을 쌓기 위해 하는 참장이다. 안타깝게도 당시 나는 그의 유명세를 알지 못했다. 알았더라면 염치 불구하고 그의 바짓가랑이를 붙잡고는 당신이 하는 참장을 나에게도 좀 가르쳐줄 수는 없느냐, 당신이 가르쳐줄 때까지 이 바짓가랑이를 절대로 놓지 않을 참이라고 그에게 엄포와 생떼를 동시에 부렸을 것이다. 하지만 그러질 못했다. 시절 인연이 닿지 않았던 것이다. 지금 돌이켜보면 아쉬움을 금할 길이 없다. 그날 후로 나는 운동장에서 그를 보지 못했다.

참장은 몸을 꼼짝도 하지 않고 가만히 서서 몸속의 기력을 늘려가고 증강하는 특수한 기공의 훈련법이다. 이 참장의 역사는 이미 수천 년이 넘었으며, 참장의 기이하고 놀라운 효능을 경험하고 그걸 후대로 전한 이도 수천수만 명에 이른다. 자기가 해봤더니 정말 좋았기 때문에 아들에게 딸에게 그리고 손자 손녀들에게까지 다 전한 것이다. 그들은 참장을 하고서 병이 낫고 원기가 크게 증강되며 삶의 질이 변화하는 걸 몸소 경험했다.

무엇보다 그 어떤 운동보다도 빠른 시일 내에 그렇게 만든다는 것이 가장 매력적이었다. 더불어 육체의 문제를 해결할 뿐만 아니라 정신에 있는 문제도 속속들이 해결된다는 건 더없이 큰 매력이었다. 그러니까 참장은 일상에서 평정심을 유지하는 데 크나큰 도움이 됐다. 슬픔, 분노, 두려움의 감정보다는 기쁨, 안정, 평화를 자주 느끼게 했다. 즉 일상의 참장이 일생을 평화롭게 바꿔 놓았던 것이다.

당신도 이런 모든 육체와 정신의 평화의 나날을 충분히 누릴 수 있다. 단, 꼼짝 않고 서 있겠다는 자신과의 약속을 처음엔 10분부터 시작해서 30분까지 계속 지켜 가면 되는 것이다. 참장은 30분을 설 때 효능이 제대로 발휘되기 시작한다. 단언컨대 참장은 그 어떤 운동보다도 당신에게 생기와 활기, 그리고 원기를 크게 불어넣어 줄 것이다.

45

기치료는 어떻게 하죠?

◆

정해진 방법은 없어요. 하지만 공부를 시작하는 사람에게 이렇게 말하면 안 되죠. 처음에는 기치료의 기본 틀을 따라서 하세요. 나중에는 자신의 실력이나 성향에 따라 자유롭게 해도 됩니다. 명상으로 자신을 생명의 밝은 빛으로 채웁니다. 자신이나 타인의 환부에 손을 가볍게 얹습니다. 빛을 연결합니다. 기가 어떻게 작용하기를 원하나요? 그것을 생각하면 기가 움직입니다. 확신이 없더라도 해보세요. 기치료는 이론으로 배우는 기술이 아닙니다.

보이는 것이 세상의 전부는 아니에요. 그렇지만 광고지의 가전제품 그림을 실제로 사용할 사람은 없죠. 그런데 이렇게 적혀 있네요. "만질수 없지만 그림은 아닙니다. 사용 가능한 물건입니다." 사용설명서는 간단합니다. "특수 기술로 만들었습니다. 처음에는 그림처럼 보이지만 사용 횟수에 따라 실물 형상으로 변해 갑니다." 설명서를 읽고 이해한 사람은 곧 사용합니다. 이런 특수 기능에 만족합니다. 대중적이지 않은 제품이라 소장의 기쁨도 있죠.

　반품하는 사람도 있습니다. 제품 설명서를 읽었지만 신뢰할 수 없어서죠. 바로 반품하는 사람, 의심스럽긴 하지만 제품 사용을 시도하는 사람, 나중에 하려고 미뤄두는 사람도 있어요. 의심되어 사용 안 하면 이건 그냥 그림입니다. 참 독특한 제품입니다. 그것이 큰 매력이기도 합니다만. 그럼 이제 어떻게 할까요? 이것이 어떻게 가능한 건지 이론을 공부하든지 실행해서 직접 느껴 보세요. 억지로 믿으려는 노력은 안 해도 됩니다. 믿음은 억지로 되지 않아요. 믿어져야 믿는 겁니다. 알면 저절로 믿어집니다. 믿어지지 않는데도 믿는다는 것은 거짓이거나 자기 최면입니다. 사실인지 아닌지 확인하는 방법은 한 가지, 해보는 거죠. 최첨단 이론 공부를 하든 실행을 하든.

시술 방법

　거사법(祛邪法) : 나쁜 기운을 몸에서 제거하는 방법입니다. 생각으로 땅속 깊이 구멍을 만드세요. 환자의 몸에서 나쁜 기운을 빼내어 그곳에 묻습니다. 거사만 잘해도 효과를 볼 수 있어요. 발바닥 가운데 있는 용천혈, 발가락, 발가락 사이사이는 기운이 나가는 주요 통로입니다. 먼저 이 부위를 손으로 가볍게 자극하면 효과가 더 좋습니다. 전신 거사를 많이 한 후에는 포기법으로 기운을 충분히 보충해 주어야 합니다.

　부분적인 통증은 해당 부위에 집중해서 거사합니다. 염증, 벌레 물려 가려울 때, 고추나 마늘처럼 매운 음식으로 인한 위와 혀의 통증, 두통이나 위통에 즉각 효과가 나타나죠. 거사를 시작하면 통증이 더 심해질 수 있습니다. 기운이 빠져 나가기 전에 한 곳으로 모이기 때문이에요. 이런 반응에 겁을 내고 포기하기 쉬운데요. 포기하지 말고 계속해야 해요. 곧 통증이 빠져나가는 느낌과 함께 편안해집니다.

포기법(布氣法) : 필요한 기운을 넣는 방법입니다. 자신을 적절한 자연의 기운과 연결합니다. 이것이 어려우면 자신의 몸을 생명의 빛으로 채우세요. 필요한 부위에 가볍게 손을 얹고 손바닥으로 기운을 연결해서 보냅니다. 면적이 좁은 곳이나 상황에 따라서 손가락을 사용해도 됩니다. 염증이 없어지거나 상처가 빨리 회복되는 등 필요한 완치 상태를 기도합니다. 기는 생각대로 작용해요. 환부에 빛이 가득 차서 생명의 힘이 울려 퍼질 것입니다.

기공법(氣功法) : 동양 의학의 경락과 경혈 이론을 따릅니다. 치료에 적절한 경락과 경혈 자리에서 기를 넣거나 빼며 운용합니다. 수지침 이론을 적용해도 됩니다.

손 사용법과 기감

기치료는 도구가 필요하지 않습니다. 꼭 손을 사용해야 하는 것도 아닙니다. 기는 마음으로 움직이죠. 하지만 처음에는 손 사용법을 배우는 것이 좋습니다. 손은 유용한 도구예요. 전신 거사나 포기할 때는 손바닥의 중심 부위를 사용합니다. 부분에 발공할 때는 사용하기 편한 손가락을 씁니다. 나쁜 기운을 손가락으로 집어서 버리거나 뽑아내죠. 기운이 단단히 뭉쳐 있을 때는 손가락으로 가볍게 눌러 풀어서 뺍니다. 손을 오목하게 만들어 가볍게 두드려도 좋습니다.

기운의 느낌을 객관화하는 것은 어렵습니다. 지극히 주관적이니까요. 정확한 표현이 어렵고 이해 역시 어렵습니다. 대략 표현하자면 전기 같은 자극이에요. 때론 물의 느낌이기도 해요. 압력처럼 느낄 수도 있습니다. 아지랑이가 피어오르는 느낌도 있어요. 뜨겁고 차거나 따뜻합니다. 감각도 다양합니다. 눈으로 보기도 하고 몸으로 느끼기도 합니다. 본인 장부의 오행으로 오행을 감각 하는 사람도 있죠. 손으로 느끼는 사람, 머리로 느끼는 사람 등등 다양합니다. 감각을 느낄 필요도 없이 바로 아는 사람도 있어요.

기치료 하는 순서

1. 기치료 준비하기
2. 기운 읽기
3. 나쁜 기운 빼내기
4. 기운 보충하기

5. 기운 정리하기

6. 마무리

1. 기치료 준비하기 : 가능한 집중하기 편한 환경을 만듭니다. 호흡을 가다듬으며 전신을 이완합니다. 치유의 빛을 떠올리고 자신의 몸을 빛(치유기)으로 가득 채웁니다. 가볍게 손에 집중하여 기를 손에 모으고 발공할 준비를 합니다. 위대한 자연의 기운, 강력한 치료의 기운을 생각하세요. 그 기운이 정수리를 통해 몸 안으로 계속 흘러 들어오고 손을 통해 전달됩니다. 나의 손은 치유의 도구입니다. 강력한 치유의 능력이 이 경로를 따라 계속 흐르는 것을 연상하십시오. 연습이 거듭될수록 이것이 연상의 힘이 아니라 실제인 것을 실감하게 될 것입니다.

2. 기운 읽기 : 알고 싶은 곳을 마음에 떠올리며 가볍게 집중합니다. 몰입하려고 강하게 애쓰면 의식이 강화되어 도리어 방해가 됩니다. 명상 상태에서 그곳의 상태가 내 몸에서 느껴지거나 생각으로 떠오릅니다. 손바닥으로 감지할 수도 있습니다. 손바닥을 몸에서 약간 띄운 채 머리부터 발끝까지 천천히 훑어 내려가며 기의 상태를 살핍니다. 훈련도에 따라 점점 더 민감하게 느끼게 됩니다.

3. 나쁜 기운 빼기 : 거사법을 합니다. 치유기를 작용하기 전에 먼저 환부의 상태를 정리해야 효과적입니다. 나쁜 기운들은 질병의 원인이며 또한 결과입니다. 오래되었거나 중증의 경우에는 나쁜 기운이 많이

정체되어 있지요. 이것을 잘 정리하기만 해도 건강회복에 큰 도움이 됩니다. 숨을 들이마실 때 치유기를 몸에 채우고, 숨을 내쉬면서 발공합니다. 손이나 손가락으로 나쁜 기운을 쓸어 내어 땅속 깊이 버리면 됩니다.

4. 기운 보충하기 : 포기법이라고 합니다. 전신을 대상으로 하거나, 환부에 직접 치유기를 넣습니다. 전신을 관리할 때는 머리 양옆에 두 손을 얹습니다. 인체를 크게 머리, 얼굴, 가슴, 배, 아랫배, 팔, 다리로 구분하여 관리하면 됩니다. 인체 내부 깊숙이 자리한 장기에도 기(氣)는 영향을 미칩니다. 폐, 심장, 간이 있는 위치에 손을 얹고 치유기를 전하세요. 효과적인 건강회복을 위해서는 생리학적 지식이 필요하지만, 일반인이나 초보자의 경우는 전문지식이 없어도 괜찮습니다. 건강하라, 회복하라, 치유기를 보낸다는 생각만으로도 충분합니다. 각 장기에 사랑의 마음, 감사의 마음을 보내며 힘내라는 격려를 하는 것으로도 치유의 효과는 나타납니다. 생명은 삶의 방법론을 스스로 잘 알고 있답니다.

집중하는 힘이 필요한데 훈련에 따라 점차 실력이 향상됩니다. 사랑의 힘이 강력한 치유 능력을 만드는 이유가 여기에 있지요. 사랑하는 이의 회복을 바라는 마음은 강력하게 지속됩니다. 뜨겁고 간절한 사랑은 마음이 흩어지지 않게 합니다. 이 마음이 치유기를 만들고 움직이게 하고 좋은 효과로 나타나곤 합니다.

5. 기운 정리하기 : 전신의 기운을 정리합니다. 기치유하던 중에 여

러 현상이 있었습니다. 나쁜 기운이 더 배출된 곳이 있고 치유기의 보충을 필요로 하는 곳도 있습니다. 이러한 것들을 재조정합니다. 잘 알 수 없을 때는 전신 거사법을 하여 정리합니다.

6. 마무리 : 몸 전체에 보호막을 만들어 씌웁니다. 이것은 외부의 기운들로부터 몸을 보호하고 치유기가 치유 활동을 더 오래 지속할 수 있게 돕습니다. 기치료가 끝난 후에 잠시 더 쉬어도 좋습니다. 본인이 자가 기치유를 했을 때는 기치유 후에 숙면을 취할 수 있습니다. 하지만 기감이 예민한 사람은 치유기의 강력한 활동을 느끼기 때문에 쉽게 잠들지 못할 수도 있어요. 걱정할 일은 아닙니다. 그럴 때는 즐거운 마음으로 치료기의 활동을 지켜보세요. 자신의 몸에 대한 새로운 배움이 있을 것입니다.

기치료가 끝나면 기치료사는 자신의 양쪽 팔과 전신의 기운을 정리·정화합니다. 병의 기운이나 기타의 것에 오염되었을 수 있기 때문이죠. 모든 과정을 마치면 감사의 마음으로 마무리합니다.

앞에서 언급한 '기치료 잘 받는 방법' '기치료 받을 때 좋은 태도' '기치료 연습법' 중에도 이와 관련된 내용들이 있습니다. 한 번 더 읽고 정리해 보세요. 다시 말씀드리지만 일정하게 정해진 기치료 순서는 없습니다. 꼭 그렇게 해야만 하는 정해진 몸짓도 없습니다. 위의 기치료 순서는 초보자의 연습을 위해 정리한 것뿐입니다. 그러나 이것은 초보자에게 중요합니다. 기치료를 익히는데 효과적이며 안전장치가 되어주기 때문이죠. 기치료 연습이 진행될수록 자신만의 방법을 만들어 가게 될 것입니다.

주의사항

기치료 중에 차가운 기운이 내 손을 타고 올라오거나 조이는 느낌이 들 때가 있어요. 팔이 막대기처럼 뻣뻣하게 변하기도 하죠. 환자의 병기운이 내게 들어 온 것입니다. 기치료를 잠시 중단하고 빨리 이것을 제거합니다. 두 팔을 가볍게 털든지, 한 손으로 다른 손의 기운을 쓸어내린 후 땅에 깊이 묻습니다. 얼굴이 가려울 수 있습니다. 특히 코가 많이 가렵습니다. 속이 메슥거릴 수도 있어요. 제거되지 않으면 기치료를 중단하세요. 자신의 기운을 정화한 후에 다시 합니다.

46

응급처치에서 화병까지 치료법은?

◆

응급처치 기치료

- 피날 때 지혈
- 고추나 마늘 먹고 혀가 아플 때
- 동상
- 치통
- 생리통
- 각종 염증
- 대소변이 힘들 때
- 피로

- 손목 발목 삐었을 때
- 화상
- 두통
- 복통
- 벌레 물린 곳
- 근육 통증
- 숙취
- 감기

기치료는 응급처치 효과가 탁월합니다. 일상에서 기치료의 활용도가 가장 좋은 부분이죠. 지혈이나 화상, 동상, 각종 통증의 진정에 활용하세요. 심한 화상도 기로 응급처치를 하면 병원 치료 과정이 훨씬 수월합니다. 각 응급상황에 해당하는 처치를 생각하면서 해당 부위에 기를 발공하면 됩니다. 피가 흐를 때는 지혈을 생각하고, 화상에는 화기가 빠지는 것을 생각하세요. 어떻게 해야 할지 모를 때에는 '빨리 회복해라', '건강해라', '편안해라'라고 해도 됩니다. 생명은 생명의 길을 알고 있습니다. 인체에서 생명에너지로 작용하는 기(氣)는 스스로 그 길을 찾아 가지요. 발공 초기에는 통증이 더 심하게 느껴질 수도 있어요. 특히 매운 음식으로 자극받은 혀를 진정할 때 그렇습니다. 혀의 끝이 더 맵고 아프죠. 그럴 때 멈추면 안 돼요. 계속하세요. 아지랑이처럼 통증이 빠져나가는 느낌이 곧 옵니다.

내분비계 교란으로 생기는 문제는 뒷머리 아랫부분을 풀어 주세요. 단단히 굳어 있을 거예요. 충분히 풀어준 후 측두엽에 두 손을 대고 전신으로 기를 보냅니다. 피로와 숙취는 간에 기치료합니다. 간이 위치한 곳에 손을 얹고 발공하면 됩니다. 간에 기를 보내면 꾸룩꾸룩~ 움직이는 소리가 나기도 해요. 감기는 기치료 외에 대추혈(목을 숙였을 때 불룩한 곳 아래)과 배꼽 아랫부분을 따뜻하게 해 주세요. 간편하게 헤어드라이어를 이용해도 좋습니다.

화병

응급처치만 잘해도 기치료 배운 보람은 충분합니다. 그러나 여기에 한 가지 더, 꼭 포함할 것이 있어요. 화병 관리입니다. 화병은 우리나라 인구의 4.2%에서 발견될 정도로 흔한 질환입니다. 가슴 부위는 심장과 폐가 위치한 곳으로 중요한 곳이에요. 전신의 기운이 흐르는 주요 통로이기도 합니다. 가슴은 감정과 관련 있죠. 각종 스트레스와 이로 인해 발생하는 분노와 억울함 같은 감정이 이곳에 쉽게 누적됩니다. 그로 인한 문제는 다른 복합적인 문제로 연결되지요. 신체적으로 나타나는 증상은 얼굴의 열감, 가슴 답답함, 치밀어 오름, 목이나 명치에 무언가 걸린 것만 같습니다. 억울한 마음, 분한 마음, 마음속 응어리, 한 등의 정신적인 증상이 있습니다. 만성화되면 우울증을 동반합니다.

화병 1 (이*식 / 40대 / 남)

1) 자주 놀라며 두려움과 불길한 생각이 든다.

2) 사소한 일에도 자주 화를 내고 대인 관계가 어렵다.

3) 밤에 발바닥에 열이 많이 난다.

4) 어지럼증과 두통이 아주 심하다.

5) 명치끝이 자주 막히며 답답하다.

6) 꿈 때문에 자고 일어나도 피곤하다.

7) 가끔 머릿속이 멍해진다.

화병 2 (고*라 / 40대 / 여)

1) 혼자 있을 때 극도로 우울한 심리적 불안 증세 있음.

2) 짜증이 잘 나고 부정적인 생각이 든다.

3) 소화가 안 되며 항상 두통이 있다.

4) 눈이 항상 침침하다.

5) 가슴이 답답하고 숨쉬기가 힘들다.

6) 손발이 차고 건조하다.

7) 소변이 시원치 않고 요통이 있다.

8) 어깨와 척추뼈 전체가 아프다.

9) 오후가 되면 피곤함을 심하게 느낀다.

10) 아랫배가 자주 아프다.

화병 3 (최*식 / 40대 / 남)

1) 아침에 눈을 뜨면 기분이 상당이 불쾌하다.

2) 조금만 신경을 써도 헛구역질이 난다.

3) 갑자기 맥박이 뛰면서 겁이 많이 나 불안해서 견디기 힘들다.

4) 하루 종일 숨 쉬기가 힘들다.

5) 머릿속에서 불길한 생각이 끊임없이 일어난다.

6) 잠을 자기가 힘이 들고 자도 잔 것 같지 않아 개운하지 않다.

7) 얼굴에 항상 열이 있어 화끈거림을 느낀다.

화병 4. (정*선 / 40대 / 여)

1) 눈에 열이 생기며 충혈됨.

2) 손발이 저리고 시림.

3) 잠을 잘 때 위쪽으로 열이 올라오는 것이 느껴져 잠을 잘 못 잠.

4) 입안이 건조하고 코가 마르고 막힘.

5) 눈알을 뒤로 잡아당기는 듯 통증이 있음.

스트레스와 억압된 감정을 푸는 것이 중요합니다. 손바닥으로 가슴 위에서 아래 방향으로 쓸어내리세요. 정체된 열이 내려갈 통로를 만듭니다. 그 뒤 대장과 위를 다스립니다. 어느 정도 되면 간과 신장에도 하세요. 가슴에 위치한 중단전 관리의 중요성은 아무리 강조해도 지나치지 않습니다. 매일 반복하세요. 손가락으로 가슴 중앙 부위를 누른 채 시계 반대 방향으로 돌리거나 톡톡톡 두드립니다. 가슴 옆 갈비뼈 사이사이도 세심히 풀어 줍니다. 좀 아플 거예요. 하지만 곧 시원해질 테니 조금만 참아보세요. 숨 쉬기도 한결 수월해지죠. 화병으로 고생하는 사람이 의외로 많습니다. 기치료로 효과가 잘 나타나는 병증이니 생활 속에서 실천하시기 바랍니다.

47

다리 길이와 골반 교정은
어떻게 하죠?

◆

다리 길이가 다르게 변하는 원인

골반이 틀어지면 다리 길이가 변합니다. 골반은 좌우 장골이 있는데 위 아래는 물론 앞뒤로도 변화가 생길 수 있어요. 좌우 장골은 유기적으로 움직입니다. 예를 들면, 오른쪽 장골이 앞으로 움직이며 다리가 길어집니다. 그러면 왼쪽 장골은 뒤쪽으로 움직이죠. 다리가 짧아집니다. 그 반대의 경우도 있습니다. 오른쪽 장골이 뒤로 움직이면 오른쪽 다리가 짧아집니다. 왼쪽 장골이 앞으로 움직이면 왼쪽 다리는 길어집니다. 단, 복합 변위가 생기면 반대의 경우가 나타나기도 합니다.

다리 길이가 다를 때 생기는 증상

1) 아랫배가 튀어 나온다.

2) 양쪽 눈썹의 높낮이가 다르다.

3) 다리를 모아 앉아도 무릎이 벌어진다.

4) 브래지어 끈이 한쪽만 흘러내린다.

5) 운동화나 구두 굽이 한쪽만 닳는다.

6) 양쪽 어깨의 높낮이가 다르다.

7) 치마나 바지가 한쪽으로 돌아간다.

8) 발목이 자주 삐끗한다.

9) 편안히 누웠을 때 발의 각도가 다르다.

10) 복부나 허벅지에 군살이 많아진다.

골반 변형

다리 길이가 다르다는 것은 골반이 틀어졌다는 것을 뜻합니다. 틀어져 있는 골반을 그대로 두면 골반의 통증 유발, 안면 비대칭, 하체 비만, 다리 저림, 허리 통증, 무릎 통증, OX 다리 등이 발생할 수 있어요. 심한 경우엔 척추측만증, 하지 정맥류 등이 생기기도 합니다. 골반이 틀어지면 하체의 혈액순환이 제대로 이루어지지 않습니다. 생리혈 배출에도 문제가 생겨 생리통을 유발하기도 합니다.

본인이 확인하는 방법

1) 바닥에 반듯하게 눕습니다.

2) 두 다리를 붙인 채 펴주세요.

3) 고개를 들어 두 다리의 안쪽 복숭아뼈와 엄지발가락 끝의 위치를 확인합니다. 어느 쪽 다리가 긴지 확인합니다.

4) 무릎을 세운 뒤 양쪽 무릎의 높낮이를 비교합니다. 짧은 다리의 무릎이 높게 올라옵니다.

다른 사람이 확인하는 방법

1) 바닥에 매트나 담요를 깔고 반듯하게 눕게 합니다.

2) 두 다리를 붙인 채 펴주세요.

3) 두 다리의 안쪽 복숭아뼈와 엄지발가락 끝의 위치를 확인합니다. 어느 쪽 다리가 긴지 확인합니다.

4) 무릎을 세운 뒤 양쪽 무릎의 높낮이를 비교합니다. 짧은 다리의 무릎이 높게 올라옵니다.

교정법

오른쪽 다리가 길고 왼쪽 다리가 짧을 때

1) 오른쪽 다리를 바깥쪽으로 꺾어 엉덩이 옆에 놓습니다. 왼쪽 발을 오른쪽 다리 무릎 위로 올려 놓습니다.

2) 몸에 힘을 뺀 상태에서 길게 5~10회 정도 호흡하게 합니다.

3) 두 다리를 다시 펴고 안쪽 복숭아뼈와 엄지 발가락 끝의 위치를 다시 확인합니다.

4) 무릎을 세운 뒤 양쪽 무릎의 높낮이를 비교합니다.

왼쪽 다리가 길고 오른쪽 다리가 짧을 때

1) 왼쪽 다리를 바깥쪽으로 꺾어 엉덩이 옆에 놓습니다. 오른쪽 발을 왼쪽 다리 무릎 위로 올려 놓습니다.

2) 몸에 힘을 뺀 상태에서 길게 5~10회 정도 호흡하게 합니다.

3) 두 다리를 다시 펴고 안쪽 복숭아뼈와 엄지발가락 끝의 위치를 다시 확인합니다.

4) 무릎을 세운 뒤 양쪽 무릎의 높낮이를 비교합니다.

기 교정법

퀀텀터치 기법을 응용한 기 교정법을 소개합니다. 퀀텀 터치 기법은 일반인이 쉽게 적용할 수 있어요. 부모가 자녀에게, 부부 사이에 혹은 친구를 기로 교정해 줄 수 있습니다. 본인 스스로 치료할 수도 있습니다.

1) 교정받는 사람은 주먹 하나 정도로 발을 벌리고 11자로 반듯이 섭니다.

2) 교정하는 사람은 뒤에서 양쪽 장골(양쪽 엉덩이뼈) 위쪽의 높낮이를 체크합니다.

3) 양쪽 엉덩이(골반) 상부에 양 손바닥을 대고 편안한 마음으로 천천히 호흡합니다. (하나, 둘, 셋…… 숫자를 세어도 됩니다.)

4) 15회~20회 정도의 호흡을 합니다. 이렇게 하면 양쪽 골반의 파장이 같아지면서 교정이 됩니다.

5. 한 손은 아랫배에 다른 한 손은 엉덩이 중앙 상부에 대고 천천히 호흡합니다. (15~20회)

6. 다시 양쪽 장골 위쪽의 높낮이를 체크합니다.

○ 관리후기 (감*선 / 40대 / 여)

(상략)

유치원 입학을 하게 되었는데, 그때부터 감기는 연중무휴 쉬지 않고 걸렸고, 폐렴으로 인한 입원과 응급실 내원을 제집 드나들 듯이 했습니다. 독감은 당연히 행사였구요. 독감이 나으면 또 기관지염과 폐렴으로 힘든 시간을 보냈지요. 또 무릎이 아프다고 했습니다. 평소 바깥에서 잘 놀지 않던 아이가 기관에 다니다 보니 걷는 시간이 늘어났던 것이지요.

소아과에 갔더니 성장통이라고 했습니다. 대학병원에서 검사도 해보았는데 성장통이라는 말씀만 하셨습니다. 그런 줄 알고 몇 개월을 지켜보았는데 무릎이 아파 잠을 못 자는 날이 더 많아졌습니다. 아이가 무릎이 아파 잠을 잘 못 자니 이걸 먼저 치료해야겠다는 생각이 들었습니다. 유명한 한의원에 갔더니 태어날 때부터 무릎이 아픈 아이라고 했습니다. 또 기관지가 약한 아이이니 무리하지 말라고 하셨습니다. 그곳에서도 한약을 지어 먹였지만 나아진 게 없었습니다. 그리고 변비도 심한 아이이다 보니 마냥 쉬게만 할 수 있는 상황도 아니었습니다.

그러다 우연히 유아 마사지하는 법을 배워서 밤마다 마사지를 해 주었는데 아이가 편안히 잠을 자더군요. 그런데 활동이 많아지는 날은 어김없이 잠을 못 잤습니다. 그리고 마사지를 해 주면 아이의 통증이 제게 와서 몸살감기가 떠나지 않아 저 또한 무척 힘들었습니다. ㅜㅜ;; 그러다가 성장 마사지

282

를 전문으로 하는 곳을 찾아봐야겠다고 생각하고 있던 중 휴림 힐링센터에 오게 되었습니다. 아이의 상태를 보시고는 위와 장이 많이 막혔다고 하셨습니다. 막힌 게 굉장히 오래 되었다고 하셨습니다. 기관지, 폐도 안 좋다고 하셨고요.

무릎 아픈 것도 함께 봐주셨는데 몸의 균형과 다리 길이를 맞춰 주시면서 다리 길이가 맞지 않으면 아이들 무릎이 아프다고 하셨지요. 유명한 한의원과 대학병원 소아과에서는 모르시더군요. --;; 그렇게 치료를 받은 아이는 처음 치료받은 그곳에서 두 시간 동안 깊은 잠을 자고 일어나더니 집에 와서 배고프다고 하면서 밥을 맛있게 먹었습니다. 그날 2시간을 자서 걱정했는데 집에 와서도 무릎 아프다는 이야기 없이 2년 반 만에 기분 좋게 잠들었습니다. 그 후 다시 한 번 아이가 아프다고 해서 내원했을 때 다리 길이 맞추는 방법을 알려주셔서 내원한 지 4개월이 지난 지금까지 무릎 아프다는 이야기는 안 한답니다.

48

갱년기 장애는 어떻게 극복하죠?

◆

여성이 40대 중후반이 되면 난소가 노화되어 기능이 떨어집니다. 자연적으로 진행되는 신체의 변화입니다. 난소의 기능이 떨어지면 여성 호르몬의 분비도 감소하죠. 생리가 불규칙해지고 열감, 우울, 불면, 관절통과 같은 신체상 변화가 나타납니다. 이때의 신체적 변화를 갱년기 증상이라 합니다. 이 기간은 개인마다 다르지만 평균 4~7년 정도예요. 흔히 나타나는 신체적인 증상은 안면홍조, 가슴 두근거림 (심계항진), 어지러움, 피로감입니다.

정신적·심리적 증상들로는 기분의 변화, 기억력의 변화, 성적 기능의 변화가 있어요. 가장 흔한 기분의 변화는 우울감, 불안, 짜증, 긴장, 신경과민, 의욕상실, 자신감 상실 등입니다. 질 건조감, 성교통, 요실금과 배뇨 장애도 동반하죠. 부부생활에 지장을 받을 수밖에 없고 이로 인한 문제들이 발생하기도 합니다. 최근에는 스트레스와 과로, 영양 불균형 등으로 인해 40세 이전의 조기 폐경도 많아졌어요. 갱년기 장애를 겪는 나이층이 넓어졌습니다.

　남성도 갱년기를 경험할 수 있습니다. 여성처럼 뚜렷한 신체 변화의 징후는 보이지 않는 것이 남성 갱년기의 특징이죠. 이 때문에 적절한 대처를 못하는 경우가 많습니다. 남성도 갱년기 증상으로 피로감을 느낍니다. 우울증, 분노 등을 동반한 감정의 변화를 겪습니다. 근육량과 근력의 감소를 동반한 체지방양의 감소도 있어요. 체모의 감소, 골밀도 감소, 복부 비만도 나타나지요. 남성 호르몬인 테스토스테론의 분비가 저하되어 성욕과 활력이 감소합니다.

갱년기 증상 치료

기치료 방법

1) 편히 심호흡하며 손으로 가슴 위에서 아래로 쓸어내립니다. 무겁고 답답한 기운을 땅속 깊이 묻습니다.
2) 가슴 중간에 한쪽 손바닥을 대고 다른 손을 손등에 겹쳐 올리세요.
3) 손에서 환하고 따뜻한 빛이 나와 가슴을 따뜻하게 녹입니다.
4) 가슴부터 배까지 커다란 통로가 생깁니다. 환하고 따뜻한 기운이 배 쪽으로 내려갑니다.
5) 두 손으로 배를 덮고 손바닥으로 기를 보냅니다.
6) 두 손을 머리 위로 올립니다. 손바닥에서 나오는 기로 몸 전체를 누에고

치처럼 감쌉니다.

먼저 명치 위 가슴 중앙 부분(중단전, 마음자리)에 쌓인 '화'(스트레스, 나쁜 기억 등)를 푸는 것이 중요합니다. 가슴 중앙은 '중단전' 또는 '마음자리'예요. 가슴이 막혀 있으면 몸 상부의 기운이 아래로 내려가지 못하죠. 이 이유로 배가 차가워지고 몸의 균형이 무너집니다. 상체는 열 때문에, 가슴 아래는 차가워서 생기는 병증으로 고생하는 분이 많아요. 가슴 중앙을 풀어서 따뜻한 기운이 배 쪽으로 잘 흐르도록 하세요. 거듭할수록 머리와 상체는 시원해지고 배는 따뜻해집니다. 몸의 전체적인 균형이 잡히면서 자연스럽게 건강도 회복됩니다. 그동안 힘들었던 증상들도 하나, 둘 사라집니다.

갱년기 증상은 기치료로 치유가 잘되는 질환 가운데 하나입니다. 건강을 회복한 후에도 중단전 관리는 꾸준히 하는 것이 좋아요. 기치료를 해도 좋고 손으로 풀어도 됩니다. 젖가슴 사이를 손가락으로 지그시 눌러 자극하세요. 누른 채 시계 반대 방향으로 돌립니다. 손만 대도 아픈 곳이 있을 거예요. 아픈 곳은 안 하려고 하는데 아픈 곳을 더 집중해서 해야 합니다. 가슴 중심부를 한 후에는 가슴 옆 갈비뼈 사이사이도 확인하세요.

임상 사례 (50대 / 여자)

증상

1) 자고 일어나면 어깨, 목이 아프고 손, 팔이 저린다.

2) 소변을 자주 보고 시원하게 보지 못한다.

3) 자다가 자주 깬다.

4) 가슴이 답답하여 숨을 몰아쉬어야 할 때가 있다.

5) 머리가 맑지 못하고 건망증이 점점 심해진다.

6) 손발이 차갑다.

7) 추위를 심하게 탄다.

8) 금방 피곤해진다.

9) 성격이 예민해지고 우울감이 심하다.

성격이 예민한 분이 몸까지 오랫동안 아프다 보니 심신의 고생이 심했습니다. 약 20년간 여러 관리를 받았으나 효과를 못 봤다고 합니다. 부인의 병 때문에 남편과 자녀의 고생도 심했지요. 증상이 심해 관리 기간은 3개월 정도 예상했습니다. 경락이 많이 막혔고 근육도 경직되어 활법과 기치료를 병행했습니다. 5회 관리 후 남편이 "집사람이 기운이 많이 붙은 것 같습니다"고 하시더군요. 앞으로의 관리에 대해 기대감을 보이셨습니다. 본인도 조금씩 변하는 몸 상태에 확신을 갖고 치료에 임했습니다.

10회 관리 후 본인의 중간 점검

1) 목, 어깨 통증 많이 줄고 팔 저림은 없어졌으나 손은 약간 저린다.

2) 소변을 자주 보고 시원하게 보지 못한다. 그대로다.

3) 전보다 나아졌다.

4) 가슴이 시원해지고 숨 쉬는 게 많이 편해졌다.

5) 머리는 훨씬 맑아졌다.

6) 손은 따듯해졌으나 발은 아직.

7) 전처럼 심하지 않음.

8) 조금 나아졌음.

9) 조금 나아졌음.

    20회 관리 후에 해외여행을 다녀오셨습니다. 매년 갖는 가족 행사라고 합니다. 전에는 힘들어서 호텔에서만 지냈는데 이번엔 일정을 전부 즐겼다고 하시네요. 따님이 엄마에게 '엄마 체력왕'이라 말했다고 무척 좋아하셨습니다. 상상 못 했던 말을 들었으니 얼마나 기뻤을까요? 체력이 많이 좋아져서 주 2회로 줄여 관리 진행했습니다. 예상대로 30회로 잘 마무리되었고 일상으로 돌아가셨습니다. 고통스럽던 갱년기에서 벗어난 건강한 일상으로.

49

산후풍 치료는 어떻게 하죠?

◆

일반적으로 출산 후 관절통을 산후풍으로 알고 있습니다. 실제로는 출산 후 생기는 모든 후유증을 일컫는 광범위한 용어예요. 산후풍과 비슷한 증상을 보이는 질병은 갑상선 질환, 다발성 관절염, 류마티스 관절염, 쉬한 증후군이 있습니다. 산후풍은 병증의 변화 폭이 심한 특징이 있지요. 관리 중에도 그렇습니다. 이런 급격한 변화에 놀라거나 일희일비하기 쉽습니다. 냉기가 인체의 겉에 머물러 있을 때는 쉽게 회복됩니다. 몸속 깊이 침투해 있을 때는 약 3달 혹은 그 이상 걸립니다. 관리 중 힘든 고비가 많지만 기치료로 좋은 효과를 보는 병증 중의 하나입니다.

산후풍의 원인

출산 후 기력이 쇠약한 상태에서 차가운 기운에 노출되면 생기는 병증이에요. MRI, CT, X-Ray, 초음파 검사, 호르몬 검사, 일반혈액검사, 소변검사 등 병원의 각종 검사 결과에는 이상이 나타나지 않습니다. 그러니 특별한 치료 방법이 없지요. 그런데도 증상은 존재합니다. 정확한 원인을 모르고 치료 방법도 없으니 환자로선 답답할 뿐입니다.

대표적 증상

- **관절통**
- **감각 장애** (시린감, 무딘감, 저린감, 따가운감)
- **땀의 과다** (비 오듯이 흘러내리는 땀과, 땀이 식으면서 엄습해 오는 전신의 시린감),
- **심각한 우울증**

산후풍의 특징

호전과 악화를 반복합니다. 증상의 부위나 양상이 수시로 변합니다. 조금 좋아지는 것 같다가 다시 심해지는 변화를 보이죠. 냉기가 팔꿈치, 손목, 어깨, 허리, 무릎, 발목 여기저기를 수시로 돌아다닙니다. 아프지 않은 곳이 없어요. 전신에 시린 감이 들다가 감각이 사라지기도 합니다. 저리기도 하고, 쑤시기도 하고, 감각과 통증의 변화가 무쌍해요. 산후풍의 끝이 어딘지 예측이 불가능할 정도입니다.

　기치료를 받는 중에도 마찬가지입니다. 관리 중에 변화가 제일 심한 것이 산후풍 증상입니다. 증상이 호전되다가 다시 나타나고 다시 사라지고……또는 더 심하게 악화되는 것처럼 보일 때가 있죠. 기감이 없는 사람은 기치료의 효과에 대해 의심하게 됩니다. 기를 느끼는 감각이 있어도 마찬가지입니다. 기를 느끼니 기치료는 확신하지만 순조롭지 않은 과정을 겪으면 걱정과 의심이 듭니다. 기치료사에 대한 신뢰가 없으면 포기하기 쉽습니다. 이렇게 애를 먹이는 것이 산후풍입니다.

산후풍 증상 사례

사례 1. (서*지 / 20대 /여)

1) 관절, 뼈 등이 아린 증상.

2) 무릎에 바람이 나왔다 들어갔다 함.

3) 바람이 피부에 닿으면 피부가 아린 증상.

4) 발뒤꿈치에 감각이 없고 발가락 끝(특히, 엄지발가락 부분)이 끊어질 듯 아프고 시림.

5) 아랫배가 차게 느껴짐.

6) 한여름에도 내복을 입어야 하고, 샤워 시 물이 피부에 닿으면 따갑고 시림.

7) 조금만 무리를 해도 기력이 없어짐.

8) 여름에 에어컨 바람을 쏘이면 몸에 냉기가 더 심해짐.

사례 2. (김*윤 / 30대 / 여)

1) 몸 전체로 한기가 느껴짐. (특히 반복적으로 배 쪽, 등 쪽이 차고 통증이 느껴짐.)

2) 눈가에 푸른빛이 있음.

3) 목 주변이 갈라지듯이 아픈 통증을 느낌.

4) 명치 부위가 묵직하고 답답함.

5) 발뒤꿈치가 매우 시림.

6) 왼쪽으로 해서 팔꿈치, 손목, 무릎, 장딴지 시림.

7) 배 쪽, 등 쪽이 차게 느껴짐.

8) 폐 쪽으로 해서 가슴 부위, 입, 코 주변이 시림. (숨 쉴 때 차갑게 느껴짐.)

9) 비디오 시청 정도의 집중에도 기운이 떨어져 감기 몸살 증세를 보임.

10) 정수리 부분에 냉기가 느껴짐.

임상 사례

얼마 전 40대 초반의 여성이 산후풍이 있다면 전화 상담 후 방문했습니다. 2년 전에 늦둥이를 얻고 산후조리에 문제가 있었는지 온몸이 시리고 아프다고 합니다. 한의원에서 산후풍 약을 먹고 있으나 별 차도가 없다네요. 기치유로 회복이 가능한지 상담하러 오셨어요. 일단 불편한 것을 모두 적도록 했습니다. 기치료받는 동안 증상들이 하나씩 없어질 것이라고 말씀드렸죠. 증상들은 이렇습니다.

1) 관절에 통증이 있어 움직임이 어렵다.

2) 모든 뼈마디가 시리다.

3) 찬바람이나 찬물에 닿으면 통증이 심해진다.

4) 머리부터 발끝까지 찬 기운이 느껴진다.

5) 에어컨 바람이 힘들다. 여름에도 버스나 지하철 등 대중교통을 이용하기 어렵다.

6) 발뒤꿈치와 등, 허리, 엉덩이, 어깨, 팔꿈치가 차갑고 시리다. 전신에 통증이 나타난다.

7) 머릿속에서 땀이 많이 난다. 땀을 많이 내면 기력이 없어짐.

먼저 환자 몸 안에 있는 냉기를 빼내기 위해 음양 포기법을 했습니다. 비장과 심장 위주의 포기법으로 시작했어요. 처음 관리 후 피시술자의 느낌은 이렇습니다. "몸이 더 차갑게 느껴졌습니다. 손끝 발끝으로 냉기가 한없이 빠져나갔어요. 몸이 한동안 추웠습니다. 기치유가 끝난 후 코끝에 더운 기운이 느껴졌어요." 산후풍의 경우 기치유를 받게 되면 본인의 몸 안에서 나오는 냉기(차가운 기운)를 직접 느낄 수 있습니다.

냉기 배출 후에는 몸이 따뜻해지는 것을 느낍니다. 개선되는 과정에서 손, 발이 더 차가워지거나 몸에서 찬바람이 이는 증상이 나타날 수 있어요. 이것은 뼛속 깊이 있는 냉기가 빠져나오면서 나타나는 반응입니다. 4회의 기치유 후 증상이 서서히 약해지기 시작했습니다. 긴 팔에서 반팔로 옷을 바꿔 입었죠. 몸에서 냉기가 빠진 후 에어컨 바람이 시원하게 느껴질 정도가 되었습니다. 총 10회 관리 후 증상이 거의 사라졌습니다. 이후의 건강관리에 대해 주의 사항을 전하고 마쳤습니다.

산후풍은 증상이 개선된 이후에도 주의가 필요합니다. 한사(寒邪)로 인한 증상이 다시 나타날 수 있어요. 대략 3개월 정도는 주의해야 합니다. 몸을 따뜻하게 보호해야 합니다. 산후풍은 경중에 따라 치유기간에 차이가 많습니다. 이번 경우는 다른 분들에 비해 짧은 기간에 치유된 사례입니다. 심한 경우 6개월 이상의 기간이 소요되기도 합니다. 아래의 기치료 사례는 관리실 근처에서 머물면서 매일 관리 받았는데도 3개월이나 걸렸습니다. 체질상 다른 사람들보다 기운을 간직하는 힘이 약한 분이었어요. 그런데도 좋은 결과가 나온 것은 본인의 굳은 의지 덕분이었습니다.

기치료 후기 (30대 / 여)

저는 몇 년 전부터 땀을 지나치게 많이 흘리는 증상이 있었습니다. 옷이

294

완전히 젖을 정도로 땀을 흘리면서 기운이 빠지고, 외출이라도 하게 되면 옷을 몇 벌씩 챙겨 가지고 다니며 갈아입어야 하는 등 일상생활에 많은 불편함과 피로함이 있었지만 치료할 생각을 하지 못해 방치 상태였습니다. 그러한 증상은 조금씩 더 심해졌는데 몇 달 전 심한 감기와 함께 땀이 멈추지 않게 되었습니다.

하루 종일 자는 동안 계속 땀을 흘려 일상생활이 불가할 정도였고 쉴 새 없이 젖은 옷을 갈아입어야 했습니다. 땀을 흘리고 나면 몸이 식어 추워지고 몸을 데우는 어떠한 방법을 취하더라도 (예: 따뜻한 물 마시기, 찜질 등) 땀이 나고 몸은 또 추워졌습니다. 아주 작은 바람이라도 맞으면 온몸이 쑤시고 아파 방문의 틈을 모두 틀어막고 갇힌 듯이 지내며 밖에 나가는 것은 생각하지도 못했습니다.

시골에 거주하다 보니 병원에 한 번 갔다 오면 장시간 바깥의 냉기에 노출되어 더 아파졌고 딱히 치료의 효과가 있는 곳도 찾지 못했습니다. 그렇게 약 4달을 지내다 보니 몸의 상태는 더욱 안 좋아져 점점 아픈 곳이 많아져 갔습니다. 냉기로 인한 시림과 통증은 더욱 심해졌고 불면, 두통, 목 귀 통증, 가슴 명치의 답답함, 소화 배변 불량, 생리불순, 조금만 움직여도 숨이 차는 등 점차 체력적으로, 정신적으로 버티기 힘든 상황이 되어 갔습니다.

그러다 우연히 인터넷에서 산후풍 환자의 기치료 사례를 보게 되었는데 증상이 저와 아주 비슷했습니다. 기치료라는 것은 처음 접한 것이었는데 감사하게도 바로 치료하러 올 수 있는 인연이 되어 한동안 근처에서 머물며 치료를 받게 되었습니다. 저는 그동안 불면증 때문에 한 숨도 자지 못했던 날도 많았는데 이틀 치료를 받고 난 뒤 잠을 잘 수 있게 되었습니다.

치료 도중 명현 반응이 심하게 일어나는 경우도 있다고 하셨는데 저는 몇 번 몸살이 난 듯 쑤시고 아픈 적도 있었지만 대체로 큰 반응 없이 조금씩 몸이 좋아졌던 것 같습니다. 옷을 갈아입는 횟수가 점점 줄어들었고, 저녁이면 기운이 빠져 아무것도 못 했는데 점차 버틸 수 있는 시간도 길어졌습니다. 밖에 나가면 차갑고 시리게만 느껴지던 바람이 어느 순간 시원하게 느껴지고 모자를 벗고 밖에 나갈 수 있게 되었습니다.

아무것도 아닌 일 같지만 제가 하고 싶어도 할 수 없었던 '햇볕 쬐며 걷기'를 할 수 있게 되어 감사하고 행복했습니다. 다른 증상들도 좋아져 지금은 정상적인 일상생활이 가능할 정도로 많이 건강해졌습니다. 제가 다른 분들의 후기 글을 보고 휴림힐링센터에 오게 되어 치료받을 수 있었던 것처럼 제 후기가 치료가 필요한 어떤 분에게라도 도움이 될 수 있으면 좋겠습니다. 이렇게 아무런 부작용 없이 쉽고 빠르게 치료할 수 있는 곳을 만나게 되어 감사합니다. 치료해 주신 두 분 원장님께 진심으로 감사드립니다. ^^

50

공황장애 우울증의 치료는
어떻게 하죠?

◆

공황은 생명에 위협을 느낄 상황에서 오는 공포감입니다. 이것은 누구에게나 나타날 수 있는 정상적인 반응이죠. 하지만 공황장애는 신체의 경보 체계가 오작동을 일으키는 병적인 증상이에요. 건강 보험 심사 평가원의 통계는 지난해 18만 2,725명으로 5년 전보다 2배 이상 늘었습니다. 20~40대 젊은 층이 약 63%이고 여성이 남성보다 3배 정도 많습니다. 올해는 코로나19의 영향도 심각합니다. 일상생활에 많은 제한을 받고 사람을 만나는 자체가 스트레스입니다. 이 영향으로 코로나 블루나 공황장애를 겪는 사람이 많아졌어요.

공황장애는 반복적인 공황발작과 예기불안이 특징적인 증상입니다. 공황발작은 갑작스럽게 심한 공포가 나타나고 수 분 내에 최고조에 이르죠. 이 동안 심각한 신체적 정신적 증상이 나타납니다. 예기불안은 공황발작이 올 것에 대한 두려움입니다. 공황발작의 경험은 너무나 고통스러웠습니다. 혹여 다시 겪게 될까 두렵습니다. 공황발작이 올 것만 같은 장소나 환경을 회피하려 합니다. 이것이 일상생활을 크게 위축시키기 때문에 공황발작보다 더 심각한 문제가 됩니다.

증상

1) 호흡이 힘들며 이대로 죽을 것 같은 공포감이 듭니다.
2) 심장이 급히 뛰고 가슴이 조이거나 통증이 있습니다.
3) 자신의 상태가 통제 안 되어 미쳐버릴 것 같습니다.
4) 어지럽고 토할 것 같습니다.
5) 손발이 떨리고 땀이 납니다.
6) 몸이 마비되는 것 같습니다.

기치료 방법

정신적 질환의 원인은 다양합니다. 심리적 요인, 호르몬 이상, 뇌 기능의 불균형이 주요 원인들입니다. 흔히 말하는 '마음먹기 달렸다'처럼 본인의 의지력만으로 회복하기는 어렵습니다. 공황장애의 주원인은 과도한 스트레스로 보입니다. 스트레스를 해소하고 몸의 기능을 정상적으로 되돌려야 합니다. 이것이 기치료가 효과적인 이유입니다. 기치료는 스트레스로 인한 병증에 효과가 좋습니다. 몸의 기능이 정상화되고 자율신경 실조로 인한 문제들이 빨리 해결됩니다.

명치 위 가슴 중앙 부분(중단전, 마음자리)에 쌓인 화(스트레스, 안 좋은 기억 등)를 풉니다. 스트레스로 인한 문제들이 개선됩니다. 가슴(중단전)이 막혀 있으면 전신의 기운 흐름에 지장이 생깁니다. 전신의 기운이 잘 소통되면 자연 치유력이 강화됩니다. 목과 뒷머리의 긴장된 근육을 풀어서 뇌 혈류를 원활히 하는 것도 중요하죠. 머리에 발공하여 골격을 바르게 하며 뇌를 안정시킵니다. 그 후 심장과 비장, 폐와 간도 기치료합니다. 공황장애 기치료는 대략 5회 안에 50% 정도의 치유 효과를 보이며 완전히 치유되는 기간은 10회~15회 정도입니다.

자가 기치료 방법

1) 전신을 두 손이나 도구를 이용해서 가볍게 두드려 줍니다.

2) 머리부터 발끝까지 몸 안의 탁기(나쁜 기운)를 거두어 땅에 묻습니다.

3) 가슴 위에서 아래로 기운을 쓸어내립니다. 가슴을 가볍게 두드려도 됩니다.

4) 가슴 중간에 손을 얹고 기를 보냅니다.

5) 심장과 비장 자리에 한 손씩 올리고 기를 보냅니다.

6) 폐와 간이 있는 자리에 한 손씩 올리고 기를 보냅니다.

7) 두 손을 머리 위로 올려 발공합니다. 몸 전체를 기 보호막으로 둘러쌉니다.

"혹시 기치료로 공황장애도 치료됩니까?"

오** 씨는 자동차 딜러입니다. 직장생활과 주식투자의 과도한 스트레스가 원인으로 보였습니다. 주 증상은 엘리베이터나 마트에서 호흡곤란과 어지러움, 토할 것 같은 느낌이었어요. 당연히 마트에 가는 것과 엘리베이터 사용을 피해야만 했지요. 말이 잘 안 나와서 영업에도 지장이 컸습니다. 별것 아닌 것 같지만 일상생활과 사회생활에서 불편함이 컸습니다. 기치료를 시작했습니다.

4회 관리 후 전화가 왔습니다. 약간 흥분된 기분 좋은 목소리였습니다.

"원장님, 좀 전에 손님에게 차에 대해서 설명했는데요. 말이 너무 잘 나왔어요. 말하면서도 속으로 '어? 말이 왜 이렇게 잘 나오지?' 하고 생각했다니까요. 고맙습니다!"

몇 회 기치료를 더 한 뒤에는 엘리베이터를 타도 아무 이상 없었습니다. 마트에 가도 괜찮아서 가족과 함께 쇼핑할 수 있었습니다. 부인이 좋아한 것은 말할 필요 없습니다. 아주 사소한 일로 보이지만 가정의 행복을 방해했던 문제였습니다.

기대 안 했던 효과도 나타났습니다. 간 기능이 활성화되었어요. 오** 씨는 술을 한 잔만 마셔도 취했던 분입니다. 얼굴도 벌~개져서 술을 못 마셨는데 지금은 두세 병을 마셔도 끄덕 없답니다. 과음은 나쁘지만 영업인이 금주할 수도 없는 일입니다. 가능한 절주하며 간을 보호하는 것이 최선이지요. 오**

씨의 공황장애는 기치료 10회로 좋아졌습니다. 그 후 1년에 한두 번 관리 받는 정도입니다. 공황장애 재발은 없었습니다.

◎ 임상 사례 2 (김**/40대/남자)

아버지의 손에 끌려오다시피한 김** 씨는 증권회사 직원입니다. 과도한 업무와 직장 내의 인간관계로 힘들었다 합니다. 그러다 회사의 합병이 진행되면서 더 힘들어졌습니다. 인원 정리에서 살아남기 위해서 치열한 몸부림을 해야 했죠. 몸과 마음은 지칠 대로 지쳤고, 남은 것은 공황장애와 극심한 우울증······회사 옥상에서 뛰어내리려 했답니다. 그런 자살소동이 두 차례. 병원에서 처방받은 항우울제로 힘들게 지내고 있었습니다. 아침, 점심, 저녁, 그리고 자기 전에는 한주먹이나 되는 약을 먹으면서.

처음엔 기치료에 대한 기대감이 없었습니다. 아버지 권유로 어쩔 수 없이 왔을 뿐이죠. 그러나 두 번 관리 받은 후부터 태도가 바뀌었습니다. 몸이 변하는 것을 느꼈는지 적극적으로 기치료를 받더군요. 6회 관리 후, 깜박 잊고 약을 먹지 않는데도 잘 잤다고 놀라워했습니다. 약 의존도가 약해져서 이후 조금씩 줄여 갔어요. 10회 관리 후로는 약 없이도 일상생활이 가능했습니다. 대인 관계도 좋아졌죠. 처음 방문했을 때보다 얼굴도 많이 좋아지고, 완전 딴사람으로 바뀐 듯했습니다. 15회로 관리를 마쳤습니다. 건강한 일상을 회복하고 자신의 오랜 소망이었던 교수의 꿈도 이루었습니다.

며칠 전에 반가운 얼굴을 보았습니다. 저희가 도시를 떠나 계룡산 근처로 왔을 때니 벌써 십년지기 손님이네요. 당시 김 선생님은 공주 대학교 4학년 학생으로 학업으로 힘든 때였지요. 그런 시기에 기치료 가 도움이 되었고 이후에도 병원 치료가 어려운 병증에는 기치료로 건 강관리를 해 왔습니다. 오랜만의 만남이라 기치료를 마친 후 식사하 며 담소를 나누었습니다. 근무지를 서울로 옮긴다고 하네요. 학생 때 만났는데 지금은 성숙한 어른이며 훌륭한 선생님입니다. 함께 지내 온 10년 세월이 참 흐뭇했습니다.

김 선생님은 기치료의 효과를 잘 아는 사람입니다. 자신의 경험과 저희 관리실의 역사를 통해서 직접 보고 체험해 온 사람이지요. 요즘 은 요가 수련도 하는데 3년 정도 되었습니다. 요가 수련이 어느 정도 진행되자 몸에 있는 경락의 움직임을 느낄 수 있었답니다. 몸 안에서 에너지가 모여 작용하는 것도 알게 되었고요. 얼마 전에는 기치료 능 력도 보였다고 하네요. 교실에서 한 학생이 갑자기 통증으로 괴로워하 자 치료해 주고 싶은 마음이 들었답니다. 그러자 몸 안에서 기운이 움 직이더니 학생에게 전해졌고 곧 효과가 나타났대요. 본인도 기치료사 가 되는 공부를 하면 어떻겠냐고 묻더군요.

김 선생님 외에도 많은 분들이 이런 경험을 합니다. 어른만의 이야기도 아닙니다. 어린이들은 어른들보다 더 열린 마음이지요. 있는 상황을 왜곡 없이 그대로 수용하기 때문에 기의 접목도 훨씬 쉽습니다. 주사 안 맞고 약 안 먹는 기치료는 아이들이 특히 좋아하지요. 아이들의 장래 희망 직종이 종종 기치료사로 바뀌곤 합니다. 본인들이 엄마 아빠를 치료해 준다고 소꿉놀이하듯 기치료사 흉내도 냅니다. 건강을 회복해 일상의 삶을 되찾고, 기치료가 생활화하는 모습은 참 보기 좋습니다. 기치료사의 보람이 바로 이것이겠죠.

기를 소개하는 방법으로 기치료의 설명에 많은 부분을 할애했습니다. 건강은 중요한 주제로서 누구든 쉽게 접근할 수 있기 때문입니다. 이 책에 있는 기치료 사례들은 단 하나의 거짓도 없습니다. 20년에 걸친 임상 기록이며 관리 받은 분들이 직접 작성한 글입니다. 더 많은 사례들이 있습니다. 일반인은 믿지 못할 내용이라 하지 않은 이야기도 많습니다. 저희보다 뛰어난 실력자에게는 더 많고 놀라운 사례가 있지요. 기치료는 자주 일반 상식을 넘는 결과를 보입니다. 동서고금을 통해 그러한 예는 수없이 많았습니다.

그런데 기치료가 모든 사람에게 항상 똑같은 효과가 있다고 말할 수 없습니다. 각자의 상황에 따라 결과는 다양성을 보입니다. 생명은 여러 요인의 영향을 받기 때문입니다. 현대 과학은 아직까지 이것을 객관화하지 못합니다. 기치료가 과학으로 인정받기 힘든 이유 중의 하나이지요. 하지만 기치료는 실용 가능한 분야입니다. 현대 의학의 부족한 부분을 채워줍니다. 예방 의학이며 응급처치 방법입니다. 가정에서 일터에서 쉽게 사용할 수 있습니다. 기치료가 기적 같은 효과가 아니더라도 권장할 만한 이유들입니다.

이 모든 장점에도 불구하고 실상 더 중요한 것이 있습니다. 보이는 세계와 보이지 않는 세계를 연결하는 통로의 역할입니다. 1610년 갈릴레오의 천체망원경은 우리의 시야를 확장시켰습니다. 멀고 먼 꿈의 세상이 현실의 영역으로 들어왔어요. 한편 현미경의 발달로 우리 시야가 깊어졌습니다. 갑자기 많은 것들이 모습을 드러냈습니다. 망원경과 현미경이 없었던 때에도 존재했던 세계입니다. 없던 세상이 새로이 창조된 것은 아니지요. 어떻게 얼마나 인식하는가에 따라 세상이 변합니다. 기공 역시 그 역할을 합니다.

인류의 지혜와 지식은 계속 자랄 것이고 우리의 세상도 변해갈 것입니다. 지금 전 세계의 수많은 지성들이 이 일에 동참하고 있습니다. 매일매일 새로이 발견되고 발명하는 것을 보면 정말 경탄을 금할 수가 없습니다. 기공은 이와는 다른 면에서 중요한 역할을 담당합니다. 평범한 사람들의 평범한 일상 속에서 은밀히 진행되고 있지요. 보이는 세계와 보이지 않는 세계의 경계가 흔들립니다. 아는 세상과 모르는 세상의 영역이 바뀌고 있습니다. 보이지 않는 세상이 나의 현실임을 실감하는데 안 바뀔 수가 없잖아요?

기공을 통해 기감이 발달하면 눈에 보이는 것이 전부가 아니라는 것을 알게 됩니다. 지식으로만 아는 것은 큰 의미가 없어요. 실감해야 합니다. 실감해야 온전히 나의 삶이 될 수 있지요. 기감은 감각일 뿐입니다. 기감이 기공의 전부는 아닙니다. 그러나 기의 세계를 실감하게 해주는 방법으로서 중요합니다. 내 눈에 보이는 세계, 내가 아는 지식의 틀에서 벗어나 성숙하는 계기가 됩니다. 기는 민족이나 종교, 과학에 영향 받지 않습니다. 그 모든 것의 바탕에 있는 자연(自然)입니다.

기공을 시작할 때의 목표는 사람마다 다릅니다. 수련으로 얻는 결과도 다르지요. 원했던 이상의 결과로 기뻐하는 사람이 있는 반면 목표에 도달하지 못해 안타까운 사람도 있을 겁니다. 저 역시 수련의 과정이 순탄하지 않았습니다. 높지 않은 목표를 두었건만 아직 도달하지 못 했습니다. 그러나 불평이나 불만은 없습니다.(약간의 아쉬움은 있습니다만……) 기가 자연이듯 우리의 삶도 자연입니다. 나의 삶을 자연 속에서 자연으로 확장하는 방법을 알게 된 것이 감사할 뿐입니다.

기감이 깨어나면 우리 삶의 매 순간은 우주를 배경으로 펼쳐집니다. 나의 몸과 마음이, 나의 이웃이, 우리의 관계가 새롭게 조명되지요. 보다 선명하게, 역동적으로 움직이는 세상을 만나게 됩니다. 이 책을 통해서 말하고 싶었던 것도 사실 이것입니다. 이런 행복을 모두 함께 누렸으면 좋겠습니다. 진정한 기공 실력은 바로 이것 아닐까요? 기(氣)의 선물을 받아 즐기는 것 말입니다. 부족한 글이지만 어느 누군가의 가슴에 기의 씨앗이 심어졌기를 소망합니다.

경자년에, 향연 김은주